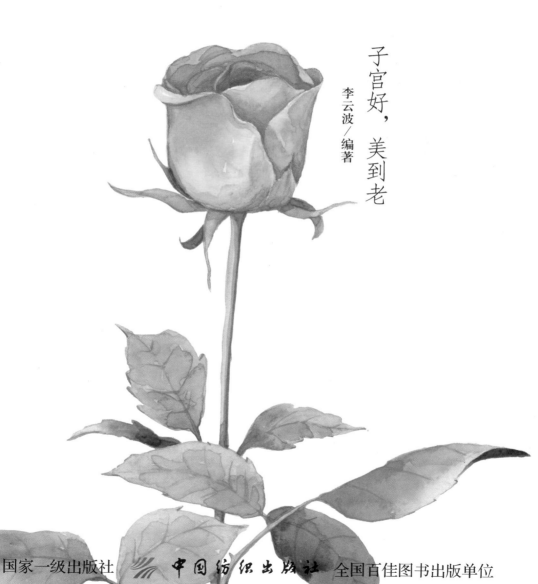

子宫好，美到老

李云波/编著

国家一级出版社　　中国纺织出版社　全国百佳图书出版单位

图书在版编目（CIP）数据

子宫好，美到老／李云波编著. —北京：中国纺织出版社，2018.9

ISBN 978-7-5180-5170-0

Ⅰ.①子… Ⅱ.①李… Ⅲ.①子宫–保健 Ⅳ.①R711.74

中国版本图书馆CIP数据核字（2018）第134739号

责任编辑：闫婷　国帅　　　责任印制：王艳丽

中国纺织出版社出版发行

地址：北京市朝阳区百子湾东里A407号楼　　邮政编码：100124

销售电话：010–67004422　　传真：010–87155801

http：//www.c–textilep.com

E–mail：faxing@c–textilep.com

中国纺织出版社天猫旗舰店

官方微博http://weibo.com/2119887771

北京通天印刷有限责任公司印刷　　各地新华书店经销

2018年9月第1版第1次印刷

开本：710×1000　1/16　印张：12

字数：162千字　定价：45.8元

前言

女人如花，淡雅似梅花，高贵如牡丹，清丽如丁香。

爱美是每个女人的天性，世界因女人而美。

然而女人也如花般娇弱，面部的色斑、暗沉、痘痘，

以及身体的各种妇科疾病，

都给女人带来了无以言说的烦恼。

这时，通过高档护肤品，或者各种治疗手法，可能都收效不大。

因为没有去正视这些女性问题的根源——子宫。

子宫作为女人特殊的器官，藏在身体的幽深之处，

是女性的"发动机"。

不但承担孕育后代的重任，

还影响着女性身体的

方方面面。

只有子宫好，

女性才能拥有靓丽的容貌，

和健康的身心。

呵护子宫，调养子宫，

是女人一生的功课。

提升子宫力，由内而外，就可以一直美下去，

让女人花历久弥香。

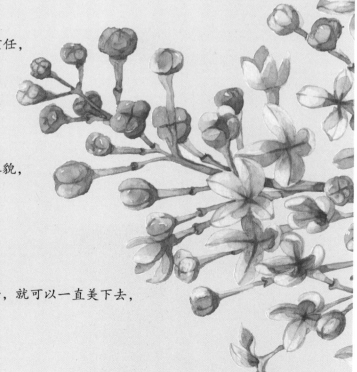

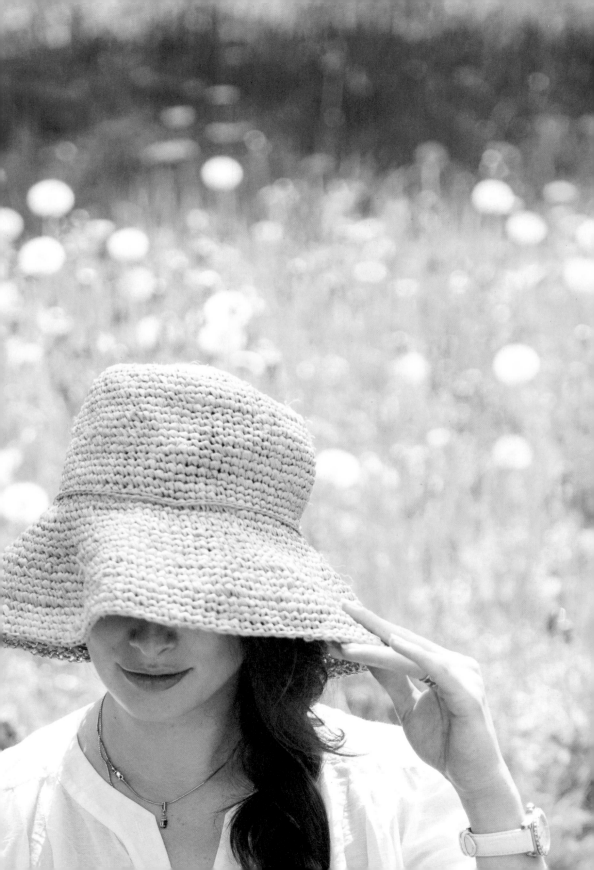

Part 4
细说各种子宫疾病 77

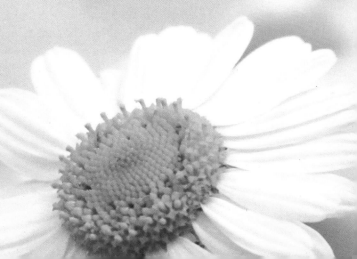

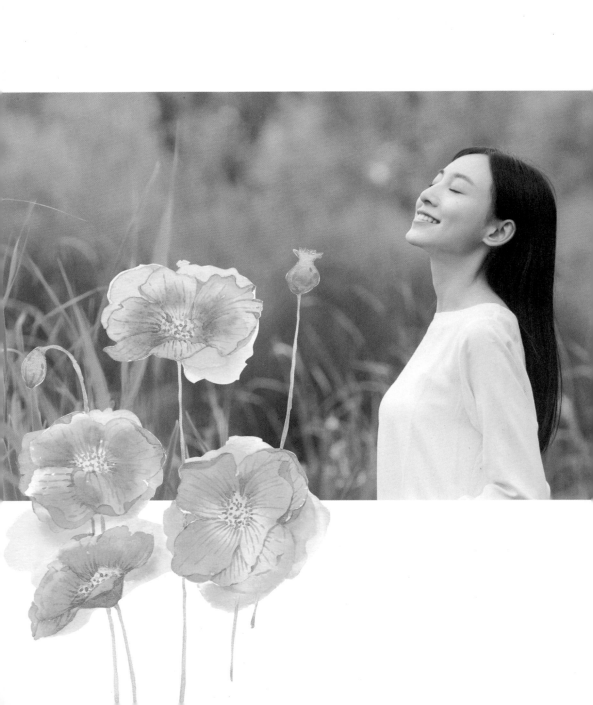

Part 1

子宫，女人之本

子宫有产生月经、孕育胎儿的功能，

是女人的生殖器官。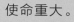

小小的子宫还为维持女性的健康和美丽

发挥着巨大的作用，

使命重大。

子宫面面观

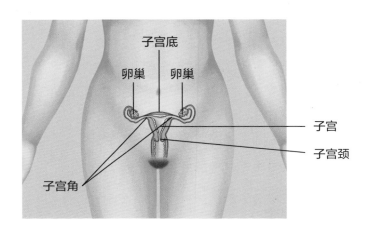

子宫底

卵巢　卵巢

子宫

子宫颈

子宫角

了解子宫的组织结构

　　子宫是女人的重要象征，具有产生月经、生育以及参与内分泌调节等作用。但是不少女性却对它知之甚少，除了每月一次的月经、怀孕时腹部的隆起，子宫的"存在感"并不强。那么，子宫到底是什么样的呢？

　　从解剖学的图片上看，子宫像一个倒置的鸭梨，上宽下窄，上部较宽的部分称为宫体，略微隆突的地方称为子宫底，子宫底两侧为子宫角，与卵巢、输卵管紧密相连。子宫下部较窄的部分称为子宫颈，我们常说的

宫颈炎就发生在这里。子宫颈的开口通向女性阴道，它是月经流出的通道，也是防止阴道微生物及空气进入女性子宫的屏障，另外，它还能抵抗性交时受到的刺激。

　　子宫体壁由子宫内膜层、肌层、浆膜层组成，子宫腔的腔壁上覆盖着子宫内膜，从青春期开始到更年期，子宫内膜会因受到卵巢性激素的影响，而发生周期性的脱落和出血，这些血液经阴道流出即形成月经。经期过后，又会再形成新的内膜。子宫内膜非常脆弱，女性经常患的子宫内膜炎、子宫内膜

异位等都是因为内膜出了问题。

在性生活时精子从阴道进入子宫到达输卵管，并与卵子结合形成受精卵，子宫内膜就不脱落和出血，它会等待受精卵的到来，并使它在这里着床发育成胎儿。分娩时子宫收缩，胎儿才能娩出。因此，子宫的重要功能就是产生月经和孕育胎儿。

认清子宫的所在位置

因为承担着"孕育"这项重大使命，子宫处于女人身体的最深处，具体说来，就是下腹部盆腔中央、膀胱和直肠之间，依靠盆膈和阴道承托，并由子宫韧带牵引。这个位置决定了子宫被腹部脂肪很好地保护起来。直立时，子宫体和水平面是几乎平行的。

膀胱和直肠的充盈程度不同，子宫的位置也会发生相应的变化。另外，不同体位也会对子宫的位置造成些微影响。从身体外面触摸的话，子宫就在肚脐下方的腹部位置，也就是平时痛经的时候感觉到痛的地方。

子宫藏在女性身体的深处，维护着她们的美丽，延续着人类的生命，对于女性犹如生命般重要。

子宫所处的位置，还对其他器官产生了影响。研究认为，女性在怀孕的过程中，体位发生自然改变，身体的施力点产生了变化，影响到了股骨支撑的力学结构，最终强化了股骨支撑，因此让女性拥有了更强壮的股骨。美国研究人员做过一项研究，对 9704 位女性的骨骼情况进行长达 10 年的追踪，结果发现，65~75 岁的女性，如果没有生育过孩子，股骨骨折的风险增加了 44%，而每一次生育都能帮助女性减低 9% 的股骨骨折风险。

大肠与子宫的关系也非常密切。大肠之气微弱，粪便就不容易排出体外，而粪便长期在大肠堆积，会使大肠变得僵硬，子宫位于膀胱与直肠（大肠的一部分）之间，僵硬的大肠会压迫子宫，影响子宫收缩。子宫收缩不良，易使经血淤积而形成痛经及其他子宫疾病。

另外，其他器官也会影响着子宫。比如，子宫在盆腔内，如果盆腔发生了严重的感染，对子宫的"生态环境"造成毁灭性的破坏，就需要考虑将子宫切除。

子宫的邻居都是谁

卵巢

如果一个女人具有柔美、妩媚、温婉、袅娜、温柔等特征，我们通常会说她有"女人味儿"，那么所谓的女人味儿从哪里来？答案是从卵巢而来。女孩一般在 10~11 岁之后，由于脑垂体促性腺激素的萌动，使卵巢开始分泌雌激素，之后开始排卵，出现月经，这是一个质的蜕变，从此你再不是一个小女孩了，你的生命也在一步步走向完整。

女性的卵巢有两个功能：一是支持生殖的内分泌功能；二是提供成熟的卵子，即生殖功能。从女性月经初潮开始，卵巢每个月都会释放激素和卵子。从开始作用到更年期前后，卵巢至少会分泌 60 种以上的雌激素，即使更年期后功能衰退，卵巢仍然会分泌雌激素，以维持女性的精力和活力。

再说排卵，女性从青春期开始，每月都会排出 1 枚或几枚成熟的卵子，但大多数情况下，都只有 1 枚。卵子如果进入输卵管并遇到精子就有可能结合，形成受精卵，接着在子宫壁着床，发育成胚胎。

输卵管

输卵管和卵巢一起，常被称为子宫附件。输卵管在子宫两侧各有 1 条，是女性完成受孕的重要器官，它就像是一座桥，一头连着卵巢，一头连着子宫，从而协助女性完成孕育的神圣使命。但输卵管并不是与卵巢紧紧相连，而是在输卵管的前方形成一个喇叭状的漏斗开口，被排出的卵子会迅速被包围、吸入、进入输卵管与精子相遇。

一旦输卵管有病变，要及时治疗，否则很难受孕，有时还会引起宫外孕，危及生命。

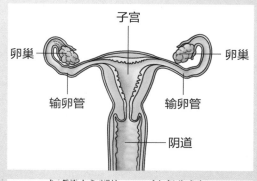

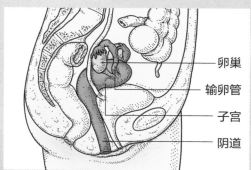

阴道

也许，你对阴道这个词羞于启齿，令你害羞的阴道其实不只是一个性器官，它是性生活的场所，是经血排出的通道，又是胎儿降临时的必经产道。这是一个伟大的地方，是让你从女孩到一个完整意义上的女性、成为母亲的必经之地，所以，你千万不要再为之羞涩。

阴道上端连着子宫，下端就是阴道口，它是连接女性内外生殖器官、排出月经、性交和胎儿娩出的通道。阴道壁上有丰富的神经和血管，在性冲动时，会产生节律性收缩。阴道能自行分泌液体，使阴道保持一定的酸性，以随时杀灭入侵的病菌。未曾有过性交的女性阴道口有一层不完全封闭的黏膜，叫"处女膜"，一般在首次性交时会破裂，但在剧烈运动时也可能自行破裂。

阴道直接与外界相通，很容易受到外界病原体的侵袭，所以，女性一定要注意个人卫生，建议每2~3天用温水从前往后冲洗外阴，再换上干净的内裤，保证外阴的洁净干爽。除非有阴道疾病，正常情况下，不要用化学洗液冲洗阴道内部，以免破坏阴道内的正常菌群。

不少未婚女性，当发生阴道疾病时，往往羞于看医生，这种心理不好。一旦有阴道不适，应立即就医，以免贻误病情。正是有了子宫、卵巢、输卵管、阴道这些女性特有的器官，才构成了女性特有的女人味，成就了女性特有的阴柔之美。

月经，子宫的清道夫

月经是每个身体健康的育龄女性必须接待的"老朋友"，中医将月经称为月信，如潮之有汛，月之盈亏，应时而下，常而不变。《景岳全书·妇人规》中有记载："月以三旬而一盈，经以三旬而一至，月月如期，经常不变，故谓之月经。"月经"月月如期，经常不变"，与月亮盈亏同步的月经周期是女性身体里特有的现象。

但是，很大一部分女性要遭受"老朋友"的"折磨"，如腹胀、痛经、长痘痘、容易疲惫……很多女性经常抱怨："为什么女人要来月经？要是不来月经多好啊！我下辈子要做男人！每个月的那几天真是难受，做男人就可以一劳永逸了！"

其实，月经是女性每个月必须经过的一次洗礼，月经会帮女性对子宫进行一次"大扫除"，将子宫及其附件中藏匿的"污垢"清洗一遍，从而帮助女性减少生病的概率。从某种意义上来说，月经是子宫的"清道夫"。

当然，在懵懵懂懂的第一次月经周期旅程时，几乎所有的女孩都迷茫不安，因为裤子上沾染的那些斑斑点点而惶恐羞愧。后来，虽然明白了月经的含义，知道了它存在的意义，"被迫"安然接受成长的"馈赠"，但仍鲜有人能细细体会每个月经周期中的不同。

卵子是月经的主角

现代社会，科技飞速发展，人类智慧发展的势头也势不可挡，各种词汇推陈出新。月经是女性最正常不过的生理现象，也被人们冠以各种或优雅或彪悍或亲切的称谓——例假、大姨妈、来事儿、老朋友等。这些说的都是月经出血的那几天，其实，这只是月经周期中的一部分。

那么，月经是怎么产生的呢？月经的产生与卵子有着密切的关系，可以说卵子才是月经的主角，而每个月排出的经血只是一种表象。

女性进入青春期后，每个月都会有一颗成熟的卵子从卵巢内蹦出（一般一次一颗卵子，也有例外，如一次排出两颗或多颗卵子），就是所谓的"排卵"。卵子排出后，输卵管顶端就会像伞状的漏斗一样将卵子"吸"上去，接着，卵子就会经过输卵管被运送到子宫，与此同时，子宫内膜开始充血、增厚，时刻准备迎接和精子结合后的卵子着床。即使卵子没有与精子结合，子宫内膜仍会做好充血、增厚的工作，并在一段时间后剥落，随着经血一起由阴道排出体外，这个过程就是"月经"。

月经如"月之盈亏"

月经如"月之盈亏",呈周期性,月经周期平均 28 天左右,每次行经持续 3~7 天,出血量为 30~50 毫升。月经周期也会因人而异,21 天到 35 天均属正常,但应有自己的规律。月经周期可能会因为精神上或者心理上的压力而受到影响,而且有时也会随着环境的变化而变化。以下就以 28 天为一个月经周期,看看月经是如何对子宫进行洗礼的。

1	2	3	4	5	6	7	8	9	10	11	12	13	14	15	16	17	18	19	20	21	22	23	24	25	26	27	28	1	2	3	4	5	…
月经来潮							卵泡期						排卵		分泌期(黄体期)													月经来潮					

第 1~7 天:月经出血,排出废弃物

子宫内膜脱落,月经来潮,代表着一个为期 28 天的旅行开始了。在第 1~4 天,经血会冲洗子宫,将子宫上一个周期所积累的污浊及一切陈腐的东西从子宫内膜上冲洗掉,并将这些东西带出体外。在这几天里,因为气血的亏虚,有的人会有一些不适症状,如容易疲劳、腰腿发酸等,也有的人因为气血不畅而遭受到痛经的困扰,这是要引起重视的,需要注重保养。第 5~7 天,月经到了尾声,当最后一点杂质清理干净后,经血就会消失,这意味着子宫卸掉了上一周期增厚的内膜,变得娇嫩了,同时开启了新的增厚过程。

第 8~15 天:培育新生命的温床

经过经血的洗礼,子宫就会开始新一轮的温床培育过程。在这段时间里,因为没有经血和各种不适的困扰,心情也会变得愉悦,食欲、睡眠等都能达到最佳的状态。这时,子宫也充满了生机,慢慢地增厚。

到第 14~15 天时,子宫充血、增厚的任务就完成了,新生命着陆的温床即准备妥当。从这时起,白带又开始增多了,它是在为卵子铺路,能让卵子一路前行时得到很好的保护和滋养。一切就绪之后,卵巢就会排出一颗成熟的卵子,有时候甚至是两颗或更多,输卵管的顶端就会像漏斗一样将卵子"吸"到输卵管里,等待精子的"赴约"。如果卵子没有与精子结合,就会随白带排出体外。这个时期,女性的体温会快速提高,目的是营造一个气血活泼的温室。

第 16~28 天:没有用上的温床逐渐代谢

如果卵子与精子"失约",培育好的子宫温床没有用上,身体就会慢慢将温床上的物质代谢出去。在这个时期,因为要将不需要的养分和废料收集起来,身体的热度仍不会消退。当代谢过程结束时,月经便会再次来潮,将这一周期中的废弃物排出体外,开始新的周期旅程。

白带，冲刷和灌溉子宫的"河流"

虽然白带不像月经那样有初潮和绝经，但它却会伴随女性一生。正常的白带长而清，就像一条河流，从子宫内壁流淌至阴道，冲刷着藏匿于生殖系统中的污垢，维护和濡养着子宫这一片"土地"的清新和滋润。

每个月的经血会给子宫带来全方位的洗礼，能帮助女性排出身体多余的养分和废弃物，上一个周期淤积的"尘土"也会被清除，子宫又开始重新吸收养分和温热的阳光。子宫能给女性带来盎然的生机，使她们眼神变得清亮，脸色更加通透，轻装上阵后体态也会变得更轻盈，胃口也更加好了。这时的子宫就如阳春三月的土地，肥沃而富有生机，非常适合新生命的播种和扎根。而卵子，就像一株娇嫩的幼苗，需要移栽到子宫的沃土之中。当然，卵子自己无法扎根，它需要跟精子结合后才能在子宫"安家"。而女性的身体，会"全心全意"地为精子和卵子的结合"创造条件""提供服务"，这些"条件"和"服务"自然少不了白带。

对于白带，女性朋友们可以说是非常熟悉，它是女性朋友们必不可少的"小伙伴"，但很多女性对白带的认识却很少。俗话说"十女九带"，这里说的"带"，很大程度上是指生理性的阴道分泌物，特别是女性周期性产生的分泌物。正常的白带，是身体分配给生育系统的润滑液，其主要成分是宫颈黏液，其性状随月经周期稍有变化。

一般来说，在月经周期的前期（排卵前），白带的量会渐渐增加，且越来越稀薄、透亮；排卵期，雌激素分泌达到高峰，宫颈黏液量也最多，韧性也最大，此时经常有细带状的白带流出，有时可拉长十几厘米；排卵2~3天后，卵巢开始分泌孕酮，孕酮会阻止宫颈黏液的大量分泌，因而白带的分泌量变少，而且比排卵前浑浊、黏稠；在下一个月经周期开始前2天，因为盆腔充血，阴道黏膜渗出物增加，白带又开始增多。

细心观察，不难发现，在月经来潮的前两天，白带会稍有增加，目的是做先行的清洁工作，帮助身体带出子宫里的一部分代谢物。排卵期间，白带分泌最多，它不仅外形像蛋清一样透明、质地清稀，还像蛋清一样保护、滋养着卵子。对于精子来说，白带就是它们的"游泳池"，帮助它们穿越狭窄的宫颈口，与卵子"约会"。如果备孕期间发现这样的白带，则说明这几天是排卵期，在这几天同房，受孕的概率比较大。

白带还是天然的抑菌剂，能帮助子宫抑

制各类致病菌的生长，保持子宫清洁。这是因为白带中含有丰富的糖原，糖原在乳酸杆菌的作用下会产生乳酸，使人体呈酸性，而酸性环境是各类致病菌的"克星"。

白带的质和量还受其他因素影响，如新婚蜜月、性生活频繁时，白带分泌会增加；压力过大、服用抗生素时，白带也会增加，可能还会有些难闻的味道。

白带对于女性的健康非常重要，需要足够"关怀"它，如果忽略它，很可能会错过早发现疾病、早治疗的机会。经血的质与量反映了女性的气血情况，而白带的颜色、气味和质地，能反映气血之外的很多问题。因带下的颜色不同，有白带、黄带、赤带、黑带、赤白带、五色带等名称。以白带、黄带、赤白带为常见，并以脾虚、湿热、寒湿为多见。

脾虚型白带

带下色白或淡黄，呈稀脓样或泡沫样，量多且连绵不断，面色发白，精神疲倦，四肢无力，饮食减少，大便溏薄。

湿热型白带

带下色黄或赤白夹杂，量多黏稠或泡沫状或米泔样，气味臭秽，阴部瘙痒甚至疼痛，面色黄赤滞暗，心烦口苦，小便赤涩。

寒湿型白带

白带清稀，量多不止，多有腥气，面色晦暗，下腹冷痛，大便溏薄，腰部酸痛。

中医认为，白带是女性身体里的一种"阴液"，由脾运化，肾闭藏，任、带二脉管理、约束。肾气充盛，脾气健运，任脉通调，带脉固束时，阴液布于胞中，润泽于阴部，则"津津常润"，这就是生理性的带下，不是疾病。正如《沈氏女科辑要》中说："带下，女子生而即有，津津常润，本非病也。"

如果肾气不足，脾运失健，任脉失固，带脉失约，则会出现带下过多，或色、质异常，气味秽臭，并有局部瘙痒、灼热、疼痛，或伴腰酸、小腹胀痛等症状，这才是病理性的带下，医学上称之为"带下病"，带下病常提示内分泌失常或器官存在炎症，需要女性引起重视。

子宫虽小，使命重大

子宫的"一生"，女人的一生

子宫在女性的身体深处静静地发育、成长、孕育、衰老，可以说，子宫的"一生"，就是女人的一生。

儿童阶段

受精卵在子宫"落地生根"后，会发育成胚胎。在胚胎早期，不论是男孩还是女孩，都有一对中肾管和一对副中肾管。这两对管道就是男孩和女孩最初分化出差别的开始。如果胚胎是男孩，中肾管就会逐渐发育成男性器官，而副中肾管就会退化。如果胚胎是女孩，中肾管退化，而副中肾管则发育成为女孩的内生殖器官。在胚胎12周时，副中肾管的演变其实就是女性子宫及附件的生成过程——副中肾管的头部衍化为输卵管；中段向内向下斜行，在中线与对侧合并成为一个管道，衍化成子宫底部及体部；尾段衍化成子宫颈和阴道上段。在衍化早期，副中肾管的融合是不完全的，在这对副中肾管之间有一个膈，形成双角形子宫，在发育的过程中，膈会逐渐消失，子宫这个神奇的脏腑就这样慢慢形成了。

从出生到青春期之前，子宫、卵巢等生殖系统还没有开始发育，子宫悄然藏在体内。虽然此时子宫的重要性还不突出，

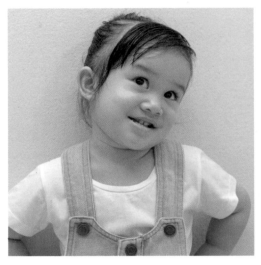

但这时候子宫是否养好，对以后的健康发育有着重要的影响。为了呵护好孩子稚嫩的子宫，家长要做到：

第一，为孩子合理安排每天的饮食，尽量做到营养全面均衡。

第二，保证孩子的睡眠。在睡眠时，人体分泌的生长激素最多，而生长激素对全身组织与器官的生长发育有重要影响。

第三，帮助孩子养成良好的卫生习惯。虽然说在儿童时期，生殖系统未发育完善，孩子很少染上妇科疾病，但由于子宫口外开，若不注意卫生，容易感染细菌。

青春期

子宫发育完善是在青春期完成的。在青春期，女性要经历人生最重要的"第一次"——月经初潮。女性步入青春期后，由于促性腺激素使卵巢增大，卵泡开始发育和分泌雌激素，使内、外生殖器官进一步发育。这个时候，女性的乳房发育迅速且明显，子宫也会增大，尤其宫体增大明显，占子宫全长的2/3。随着卵泡逐渐发育成熟为卵子并排出，女生就开始来月经。对于女性来说，第一次月经来潮是一个很重要的标准，说明身体的"小宇宙"马上要爆发了，最明显的表现就是饭量增大、身高快速增长。因此，女性在青春期时一定要注意饮食，注意营养均衡，以满足身体发育的需求。

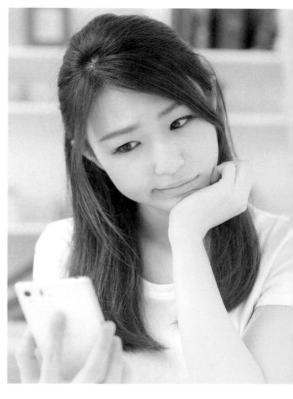

另外，因为生殖系统发育逐渐完善，女性的子宫开始对外"开放"，与外界的联系增加，从而给许多微生物可乘之机，如果不注意卫生，很容易诱发妇科疾病。因此，在青春期时，女性就要注意个人卫生，采取强化措施，保护好自己的子宫。

首要一条措施是适龄婚育，切忌早婚早育。女性过早婚育不利于优生，由于子宫发育尚未完全成熟，也会使子宫不堪重负，进而罹患多种疾病。例如，少女生育比成年女性更易发生难产，子宫破裂的概率显著增多，产后更容易出现子宫脱垂。

此外，令人担忧的非婚妊娠少女越来增多，致使人工流产率呈直线上升，特别是短期内反复多次施行"人流"，私自进行药物堕胎，会对子宫造成严重摧残，导致宫腔粘连，甚至继发性不孕。人工流产一般不能直视宫腔，往往因未查清楚子宫位置、大小，手术时用力过猛、不卫生操作等而造成子宫炎症、损伤等。每做一次人流，子宫就增加一分风险。统计显示，人流3次以上，子宫患病及发生危险的概率会显著增加，如果反复人工流产，特别是短期内重复进行，对子宫损害最大，千万不要认为人工流产是一桩小事。

婚育期

进入 18 岁后，即代表成人，意味着成长，意味着承担，意味着责任。对于女性来说，还多了一个意义——开始进入生育期。

21~28 岁，生育的最佳时期

21 岁时，这是女性一生最美、最水灵的时刻。女性的卵巢生殖机能与内分泌机能特别旺盛，月经和排卵也形成了一个稳定的周期，此时的子宫各项生理机能是最好的。因此，这个阶段的女性最有魅力。

张景岳所著的《类经附翼 · 求正录》中说："故子宫者……医家以冲任之脉盛于此，则月事以时下，故名之曰血室。"子宫气血运行直接影响着女性的容貌。一般情况下，只要子宫健康，气血运行顺畅，女性的脸色就会白里透红，娇艳欲滴。

从 21 岁到 28 岁，是女性生孩子的最佳时期。这个时期，女性的气血最为旺盛，生机勃发，生育力最强，可以说是卵巢和子宫最繁荣的黄金时期——卵巢排出的卵子质量最高，子宫也做好了迎接新生命的准备。如果抓住时机，在这个阶段播种，女性就能收获最可爱、最健康的爱情结晶。

28 岁~35 岁，身体在走下坡路

28 岁，对于女性来说是一个坎儿。一旦过了这个年龄，身体的各组织器官开始走下坡路，不利于优生优育。现代女性普遍晚婚，结婚之后又希望过二人世界，还不忘为事业拼搏，所以生孩子的时间拖得越来越晚。有些女性在意外怀孕时，甚至会选择流产，不管是药物流产还是人工流产，都会伤及子宫。

很多人 30 岁之后才生孩子，但她们发现，生完孩子后，身体恢复需要很长时间，而且照顾孩子明显

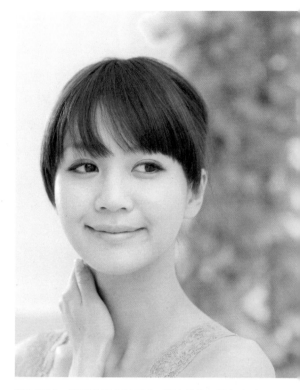

精力不够，常常觉得疲惫不已，面容憔悴，再加上孩子的教育问题、操持家庭的辛劳、工作上的压力等，女性太过耗费心血。气血是生命的载体，滋润着身体，使身体正常协调地运作，如果人体的气血出现问题，易导致脏腑功能的减退，引起健康问题。气血的充盈是子宫健康的基础。因此，女性进入 35 岁之后，一定要注意气血的养护，尤其要疏肝养血。

中医讲究"法天道"，也就是说人要按照天道来办事。所谓"天道"，也就是自然的运行规律。对于女性来说，到了该结婚生子的年纪就结婚生子，对于身体是最好的选择，不要违反自然规律。

健康的子宫是美丽的源泉，在婚育期，尤其是在生育之后，女性要特别注意气血的补充和养护。只有气血足，子宫力才会旺盛，你才能如玫瑰绽放般迷人。

更年期

对女性来说，更年期是子宫、卵巢的功能从旺盛状态逐渐衰退到完全消失的一个过程。中医认为，肾主生命，经过大半辈子的使用，肾脏的能量肯定会变得匮乏，肾水、肾精亏虚，这时人的生殖系统也会出现衰退。而更年期时的子宫，就已经正式开始进入休息的阶段。

更年期的子宫变化与危机

1. 子宫萎缩。

在卵巢分泌的雌激素和孕激素的作用下，子宫内膜进行着增生期和分泌期的周期性循环，并以此维持着正常的月经周期。进入更年期后，失去雌激素和孕激素支持的子宫完成使命并日渐萎缩。子宫肌层呈纤维样变，子宫壁变薄、质地变硬。子宫体变小，由性成熟时的7~8厘米长，约50克重，至更年期时缩小为5厘米长，约39克重。

2. 月经紊乱、绝经。

受卵巢分泌的激素的影响，此时，子宫内膜的变化最为明显。如果把子宫比作一个口袋，那么子宫内膜就是这个口袋的里衬。在绝经前期，可能出现黄体功能不全或具有无排卵周期特征的增生期子宫内膜。绝经后期，就会向静止的无周期变化的内膜过渡，这段时间可持续6~8个月。之后，子宫内膜就会逐渐呈萎缩状态。由于子宫内膜的增生和分泌周期受到影响，更年期女性会随之出现月经紊乱的现象。大多数女性在45~55岁期间绝经。将近50岁这个年龄段时，绝经的女性会急剧增加。

3. 妇科疾病增加。

更年期也是妇科疾病增多的时期。更年期女性容易出现内分泌紊乱等情况，如果调理不当，就会出现更年期综合征，并伴随出现脾气暴躁、失眠健忘等症状。由于子宫萎缩而导致支撑子宫的韧带变松弛，更易发生子宫脱垂。患子宫肌瘤和子宫内膜异位症的可能不仅依然存在，而且患宫颈癌、子宫癌、子宫颈息肉、卵巢癌等疾病的机会也会有所增加。

更年期的子宫需要休养生息

在这一阶段，女性更要仔细关注身体，每年定期进行妇科检查，以确保它们能安然无恙地度过这个多事之秋。更年期女性一定要注重肾气的保养，可在医生的指导下，辨明体征，正确选择保养品。

另外，更年期女性在日常生活中要均衡饮食，豆制品是最好的食物选择，因为豆类中的大豆异黄酮可以为女性补充因卵巢衰退而减少分泌的雌激素。雌激素对于内分泌维持稳定状态、安度更年期危机有着重要的意义，但切记滥补雌激素。

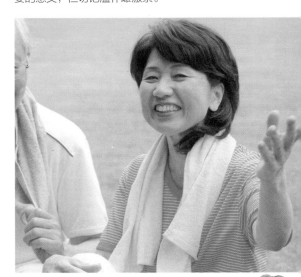

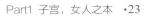

老年期

时光流转，人不可避免地要经历更年期进入老年期。而女性步入老年期后，会延续更年期时的衰老进程，继续萎缩、变小、衰弱的卵巢会引起女性内分泌的一系列变化，伴随而来的还有皱纹增多、皮肤松弛、身体萎缩等一系列外表变化。

在雌激素的鼎盛时期，子宫"身材"丰满，而随着雌激素水平的下降，子宫就会开始萎缩，甚至可以从拳头大小缩至拇指般大小。另外，女性还要面临子宫疾病的困扰，其中子宫脱垂是女性老年期常见的子宫疾病。之所以会出现子宫脱垂，是因为卵巢功能减退，雌激素不足，使盆底肌肉张力下降所致，此时，盆底筋膜坚韧度减退，子宫韧带失去弹性，整个盆底支持组织松弛无力，再加上雌激素缺乏使生殖器萎缩，子宫肌层变薄，体积缩小，易从阴道中脱出。

女性进入绝经期后，表明子宫已经退役，但并非万事大吉，保健工作依然不可松懈。一般说来，老年期遭受癌症之害的可能性会大增，表现在老年女性身上的就是宫颈癌发病率上升。故老年女性仍需注意观察来自生殖系统的癌症警号，如"老来红"、性交出血等。同时，老年期妇女要注意合理进餐，坚持适度体育锻炼，戒烟忌酒，防止肥胖。

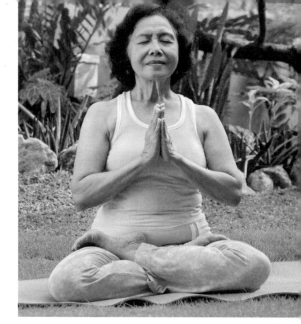

不容置疑，当子宫病变威胁到人的生命时，就应该切除，如恶性肿瘤，或肌瘤太大引发诸多症状，严重影响身体健康时，也应考虑手术切除。但是有些女人的子宫在本来可以保留的情况下也被切除了，国外有调查指出，女性因良性肿瘤所做的子宫切除，有30%以上属于非必要性手术。为什么会出现这种现象呢？归结起来有以下几种原因：

1. 以往一直把子宫看作一个生殖器官，当完成了孕育生命的使命之后，就把它当成了无用之物；

2. 为了防止子宫恶性病变，把摘除子宫作为防癌的手段；

3. 对切除子宫给女人带来的精神创伤重视不足。

目前对子宫肌瘤的手术治疗，愈来愈多的医生主张最大限度地在去除病灶的基础上保留子宫。

子宫是孕育生命的"沃土"

子宫，顾名思义是"孩子的宫殿"，子宫每个月对自己进行更新、重建，最终目的即是迎接受精卵的着床。当受精卵着床后，子宫为它提供保护和养分，使受精卵发育成长成一个足月的婴儿。可以说，子宫最重要的功用就是孕育生命，子宫是人类延续生命的"沃土"。

子宫的位置很奇妙——在阴户和肚脐之间，上面是有"水库"之称的膀胱，后面是被赞誉为"排污管道"的直肠。也许有人会说，子宫是在"夹缝"中生长。的确如此，但即使是在"夹缝"中存在，它仍十分乐观，与阴道组成一个组合——"性快乐"组合，这个组合不仅给人类带来身心上的异样感觉，还是迎接生命种子的窗口。

女性到了生育期，每个月都会有一个成熟的卵子从卵巢"破土而出"，而这时，输卵管就像一个八爪鱼一样，把卵子吸到自己的"地盘"里。当进行性生活时，子宫会在女性性兴奋时收缩、上提、"呼吸"，并形成负压，将生命的种子（精子）及其保护神（精液）吸入"囊"中。当然，受孕的过程并没有这么简单，成千上万的精子都要在宫颈口接受"考验"。

成千上万的精子被吸入"囊"中，但在"奔跑"的过程中，"傻瓜蛋"或者是"文弱书生"都会被淘汰出局。另外，卵子这个新娘就像灰姑娘变成的公主，有时间限制，只有 24 小时的存活时间，如果精子"奔跑"耗时太长，很可能赶不上与卵子的"约会"。卵子与精子结合后，卵细胞就发展成了受精卵。但是，"旅程"并未停止，受精卵还要从输卵管进入子宫腔，寻找温暖的"床垫"，并在那里扎根，这个过程就是"着床"。

健康的子宫，丰满而肥美，就像被湿润的河床，受精卵在这里扎根后，子宫就会认真地呵护这个刚进驻自己殿堂的新生命，并调节身体为其提供养分。漫长而艰辛的十个月里，没有了经血的冲刷，子宫会执着地守候着这颗爱的结晶，直至分娩。

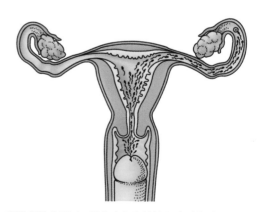

当进行性生活时，子宫会在女性性兴奋时收缩、上提、"呼吸"，并形成负压，将生命的种子（精子）及其保护神（精液）吸入"囊"中。

子宫是五脏六腑的镜子

人体就像一台精密的机器，心、肝、脾、肺、肾等组织、器官各司其职，共同协作，若有一个"零件"偷懒或生病，机器的运转就会出现问题。对于女性来说，子宫并非是独立的，而是与其他的五脏六腑紧密相连，五脏六腑的健康状况会对子宫产生影响，同时子宫及其附件的状态也反映了五脏六腑的健康状况，我们可以通过观察子宫的"表现"，得知五脏六腑的功能是否正常。

子宫之于心、小肠

《黄帝内经》中说"心者，君主之官也，神明出焉"，是说心在人体思维、情绪活动中居于主导的地位。靠心脏的搏动才能使血液在脉中循行，并运送至全身，使五脏六腑、四肢百骸得以濡养。另外，心脏的阳气下降到小肠时，能帮助具有消化食物、吸收精华功能的小肠分出精华与糟粕。因此，当心脏行血功能发挥充分时，女性看起来会面色红润、有光泽，生命力旺盛等。而当心脏行血功能不足时，就会影响女性体内的血液循环，导致心血虚。

月经不调是心血虚最直接的表现。如果心气不足，会直接导致血液减少和血流不畅，进而导致月经量减少，甚至会出现闭经。

子宫之于肝、胆

《黄帝内经》记载："肝者，将军之官，谋虑出焉。"肝被比成一个有胆有识的将军，它不仅具有消化与解毒、调节血量、储藏血量、维持津液运行的功能，而且能调节精神情志，减缓精神压力。胆与人的思考决断有关，依附于肝，只有肝脏疏泄功能顺畅，胆汁才可顺畅。

《黄帝内经·素问》说"人卧则血归于肝"，是说肝具有藏血功能。肝脏的藏血功能是维持各器官正常运行的前提，也会影响到子宫，比如，肝脏藏血功能出现异常时，会出现月经不调的现象。现在有愈来愈多的女性受到子宫内膜异位或是子宫肌瘤等问题的困扰，甚至需要使用子宫内膜刮除手术，伤身又未必能根治。子宫其实是肝脏遗传生化工程的部门，保护肝脏健康才能避免子宫病变，中医治疗时往往从养肝着手，目的是协助子宫恢复原有的生化功能。维持子宫和肝脏循环的气化关系，才能让子宫发育好，才能拥有健康的子宫。

子宫之于脾、胃

脾、胃组成"黄金搭档"，是人体的"后天之本"。脾是造血和统血的器官。人体吸收的饮食营养，通过脾胃的消化吸收，变成人体需要的血液来源的精华营养，并输送到全身，从而保证人体气血充足，使月经正常。如果脾胃失和，很容易影响气血的运行，从而影响到月经周期的正常。而月经不正常，很容易使子宫中堆积代谢废物，使得子宫生病。

大多数女性都体寒，导致体寒的原因多半就是饮食，如果偏爱吃冷饮，就会损伤脾胃，子宫自然不会舒服。

子宫之于肾、膀胱

在中医里，肾包括肾脏器官、泌尿系统，是人体的"先天之本"，脏腑活动的原动力。肾气是与生俱来的，它主宰着我们的一生，包括生长发育、生儿育女，直到身体衰败为止。因此，如果子宫出现了

问题，很可能是我们的肾气出现了异常，需要补肾气了。

女性肾气不足时，常会出现神经衰弱、腰膝酸软、头发早白、不孕、月经失调、水肿等症状。另外，大多数女性在经血来潮期间有手脚冰凉的现象，这多跟肾气不足有关。

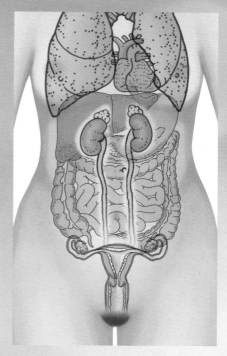

子宫属于奇恒之腑，与五脏六腑紧密相连，五脏六腑的健康状况会对子宫产生影响，同时子宫及其附件的状态也反映了五脏六腑的健康状况。

子宫与乳房互为表里

《黄帝内经》中将子宫归为奇恒之腑。奇恒之腑是指有别于其他脏腑的器官，跟其他器官没有表里关系。因为古人的界定，所以鲜少有人探讨子宫与其他器官组织的联系。

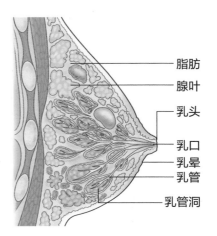

脂肪
腺叶
乳头
乳口
乳晕
乳管
乳管洞

乳房，自古以来就是女性美丽的象征，是女性特有的性器官之一。对于女性来说，乳房的发育是女性从青涩走向成熟的标志，是性与哺乳的符号，更是美丽、性感的象征，还是与生命紧紧相连的一部分内分泌的靶向器官，上下相通相连。表面上，子宫和乳房，一个主月经、孕育胎儿，一个负责泌乳；一个在下，一个在上；一个在里面，一个在外面。两者看起来是独立的个体，没有什么联系。其实，子宫与乳房同根相连，互为表里。

子宫与乳房同发育、共同衰老

经、孕、产、乳是女性独有的生理特点，而这四大生理特点主要关乎两个器官——子宫与乳房。子宫与乳房之间的联系不是偶然，它们同发育、共衰老，同根相连。

从女婴出生开始，子宫与乳房的"命运"就紧紧相连。女婴出生后1周左右，可见乳房肿大，还有少量液体，有的女婴阴道还可见少量的血性分泌物，这是因为女婴在子宫内受母体所分泌的雌激素的影响，出生后离开母体，女婴体内激素水平骤降而出现的撤退性出血。

即将步入青春期时，女孩外在的乳房开始发育，同时，"藏"在体内的子宫也逐渐发育。进入青春期后，女性的乳房逐渐丰满，使女性焕发出独特的魅力。而子宫，不仅从形态上发育成熟，而且子宫内膜开始接受卵巢激素的影响而出现周期性脱落，形成月经来潮。

《医宗金鉴·妇科心法要诀》曰："妇人经水不至……五个月之后，以孕妇乳房辨之，若乳房升大有乳者，是孕。"当怀孕之后，因为胎儿的发育，子宫逐渐增大，此时的乳房也没有闲着，在激素的催生下，它不断发育增大，为哺乳做好准备。

乳汁与经血同源

十月怀胎，一朝分娩，婴儿出生后，如果是母乳喂养，新妈妈一般没有月经。

其实，在某种程度上，乳汁就是月经。为什么这么说？下面我们就一起来看看月经和乳汁的关系。

为什么哺乳期没有月经？这是因为乳汁由气血所化，与经血同源，即乳汁就是月经。中医认为，经血的生成与肾的关系十分紧密，肾藏精，精能化血，是经血的来源。不仅如此，乳汁的生化与肾的关系也密不可分。张介宾《景岳全书》里说："妇人乳汁，乃冲任气血所化，故下则为经，上则为乳。若产后乳迟乳少者，由气血之不足，而犹或无乳者，其为冲任之虚弱无疑也。"肾为"冲任"之本，肾水可化为乳汁。

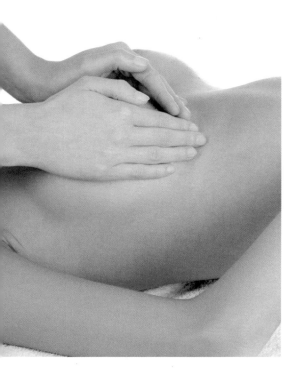

随着宝宝的成长，当母乳无法满足宝宝的营养需求或母乳不足时，就需要断奶了。一般断奶之后，月经就会如期而至，而被乳汁充满的乳房也不再分泌乳汁，开始"缩水"、变小。这是因为乳汁下至子宫，形成月经流出体外的缘故，所以乳房的大小才会发生变化。

现代医学认为月经的正常与否和乳房是否坚挺以及乳汁的分泌都与卵巢的分泌功能有关。如果卵巢分泌功能紊乱，很容易引起月经失调、乳房扁平、乳汁稀少等症。

另外，一些比较敏感的女性会发现，月经前后，乳房都会或多或少地出现变化。例如，在月经来潮前的7~10天，乳房会发涨并较硬，有胀痛感，用手触及有时可摸到结节且有压痛；月经后1周左右，乳房胀痛消失，恢复原状。这是因为乳房与月经同源，都走血，月经来潮时身体血液循环较快，血管无法承受，于是出现胀痛的现象。

当女性步入50岁的人生阶段时，卵巢功能开始衰退，雌激素分泌水平下降，就会出现绝经的现象，乳房的体积也逐渐变小，并松弛下垂。

因为子宫与乳房有着如此重要的联系，所以平时就更要注重子宫的保护，保护好子宫就是濡养乳房。如果子宫出现问题，乳房也很难幸免。

呵护子宫就是呵护卵巢

子宫与卵巢是近邻，同为生殖系统，担负着共同的作用，当一方有了意外，另一方总是不可避免地受到殃及。子宫的健康直接关系到卵巢的功能正常，甚至对卵巢早衰的时间有着重要的影响。

子宫中的一些血管连接着卵巢。如果子宫的气血运行不畅，就会影响到卵巢的供血。血液是输送氧的载体，如果卵巢供血不足，很可能会造成卵巢缺氧，使卵巢受到伤害，引发不孕、卵巢早衰等问题。卵巢是女性的"后花园"，掌管着女性的容颜和生命力。卵巢早衰，意味着女性提前进入更年期，身体各项机能迅速下降，进而失去青春活力和生育能力。

卵巢与子宫的关系还表现在怀孕这方面。怀孕时，卵巢暂停排卵，对于勤恳工作的卵巢来说，是一种不错的放松与休息，也是身体各项机能进行调整的良机。如果一直不怀孕，卵巢就必须坚持工作，每个月都会排卵，而排卵会对卵巢造成一定的损伤，身体则会产生新的细胞来修复受损部位，而新细胞在产生过程中很可能会出现变异，出现癌变。研究还发现，怀孕让女性体内产生一种抵抗卵巢癌的抗体，它能有效地预防卵巢癌的发生。

女性子宫全切除术后，可能会影响卵巢的血液供应，从而引起卵巢功能衰退。由于卵巢功能减退，血清雌激素水平也会降低。一般子宫切除的女性，性欲会有所下降。

因此，保持子宫健康，是养护卵巢、预防卵巢早衰的关键。呵护子宫，也不能忘记呵护卵巢。

健康的子宫是"性福"生活的前提

子宫，不仅给女性带来做母亲的幸福，还是重要的性器官，是女性激素的靶向器官，是女性魅力的源泉，是"性福"生活的保障。

月经周期带来的"性趣"

月经周期不仅是子宫的自我"更新"，还影响着女性的"性趣"。通常，在月经前后和排卵前后，因为激素的影响，性欲会比较旺盛。女性可以抓住这个时机，与爱人亲密"交流"，尽情享受性生活带来的幸福感。

另外，当月经周期开始时，存在于子宫内膜细胞内的前列腺素就会被释放出来。前列腺素是一种性激素，具有刺激子宫收缩、扩张宫颈口、溶解黄体等作用。在性生活中，前列腺素可以说是帮助女性达到高潮的重要因素之一。如果子宫不健康，或者是子宫被摘除，人体就会缺失一部分前列腺素，这对女性"性福"生活无疑是有一定影响的。

子宫不健康，困扰取代了"性福"

当子宫受到外邪侵扰，出现炎症时，最直接的表现就是白带发生变化，白带的量、性质、颜色、气味都有可能出现异常。试想，如果白带过少，阴道干涩时进行性生活，男性不仅难以进入，即使进入，女性也会因为阴道不够润滑而感觉疼痛；如果白带过多，会让男性在心理上产生抵触，更别说是颜色、气味异常的白带了，而心理上的情绪会直接影响到性生活的质量。

子宫出现健康问题，月经周期也有可能发生变化。月经周期不稳定，或者是月经期太长，都会让女性错过"性福"的最佳时机。

更严重的是，子宫附件出现炎症，可能导致盆腔炎、宫颈糜烂等妇科疾病。很多妇科疾病通常伴有腰骶部疼痛、盆腔部下坠等症状，尤其是在经期、排便及性交时更为严重。一跟爱人亲密"交流"，带来的不是高潮的愉悦，而是难以言说的疼痛，你还会觉得"性福"吗？

子宫能够调节女人的内分泌

内分泌越正常，女人越美丽

内分泌是一个比较大的概念，对于女性来说，内分泌是女性美貌和青春的源泉。内分泌有两面性——当内分泌"乖巧听话"时，女性看上去温柔可人；而内分泌"暴动"时，就会从内部极力阻止女性与美丽相约，为黄褐斑、皮肤粗糙、肥胖、焦虑……大开方便之门，让女性陷入其中难以自拔。因此，关注内分泌，是每个女性的必修课。

组成内分泌系统的器官有很多，子宫就是其中一个。子宫是一个非常奇妙的脏器，它不仅为卵巢供血，受激素影响，它本身也是一个功能复杂的内分泌器官。子宫有多种分泌功能，特别是子宫内膜。子宫分泌的功能性物质有：激素（黄体生成素和促卵泡素等）、酶类、功能蛋白、肽类和免疫因子、前列腺素、泌乳素、胰岛素生长因子、松弛素、内皮素等。这些物质在调节子宫的功能状态、生殖平衡及全身的生理协调方面起着极其重要的作用。例如，黄体生成素和促卵泡素的作用主要是促进卵泡发育和排卵。

如果子宫不健康，容易引起内分泌失调，最突出的表现就是月经不调，使代谢物淤积在子宫，面部皮肤形成色斑、痘痘、暗疮等。

内分泌涉及身体的各个器官，内分泌失调不仅会影响到皮肤问题，还会影响到人体代谢脂肪的能力，使人变胖，而且是虚胖。此时急于遮掩或用药是无济于事的，只有找出病根，对症治疗，才能由内而外变得健康美丽。只有从内部调养身体入手，使子宫温暖起来，身体气血充足流畅，外部的问题才能解决。

子宫健康，内分泌才会正常

只有子宫健康，内分泌才能保持正常，才能维持人体整体精确而细微的平衡。如果子宫健康水平下降，很容易破坏这种平衡，并影响子宫各部件功能的正常运行，从而引发各种问题，严重的甚至还会影响新陈代谢功能的紊乱，导致免疫力下降，诱发各种疾病。

因此，女性要时刻关注自己的子宫健康，检查自己子宫内分泌是否正常。例如，黄体生成素和促卵泡素的检测值过高，可能会出现停经或不孕症；黄体生成素过低，则表明垂体和卵巢功能低下等。

在中医里，子宫内分泌失调被视为阴虚，是由气血瘀滞所造成的。瘀血滞留体内，脉络受阻，使身体易受外毒入侵，从而产生恶露不下、经行不畅等不适。只有内分泌正常，气血通畅，精血滋养全身，促进新陈代谢，才能使人体强壮，不易受外邪的侵袭。

对于女性而言，内分泌调节是一辈子的事情，最关键的一点是要养好子宫。子宫健康，内分泌调得顺了，身体这片土地才会变得肥沃，才能绽放娇艳的花朵。子宫，对于女性而言，是身体里非常重要的一个器官，它是人类生命之源，对女性一生的幸福有着重要的影响。但它也是最容易出现问题的地方，如果不好好保养，极易影响女性的身体健康和美丽容颜。

现在的女性面临的生活压力、职场压力大，很容易出现色斑、肥胖、皮肤暗沉、月经不调等症状，出现这些问题时，不要只是"头疼医头，脚疼医脚"，而是先从根源上找原因，看看是不是子宫出了问题？是不是内分泌失调了？只有正本清源，将内分泌调节好了，才能彻底解决困扰女性的问题。

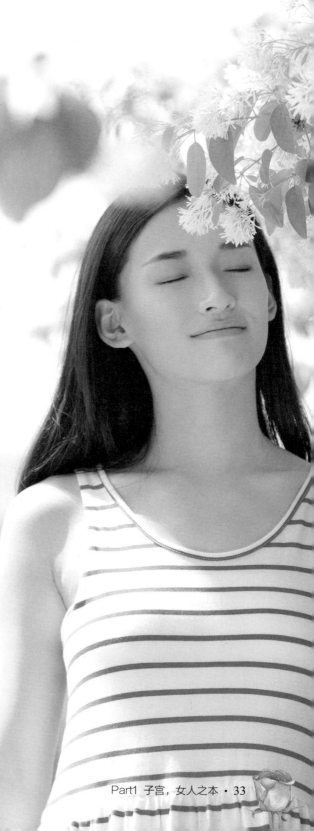

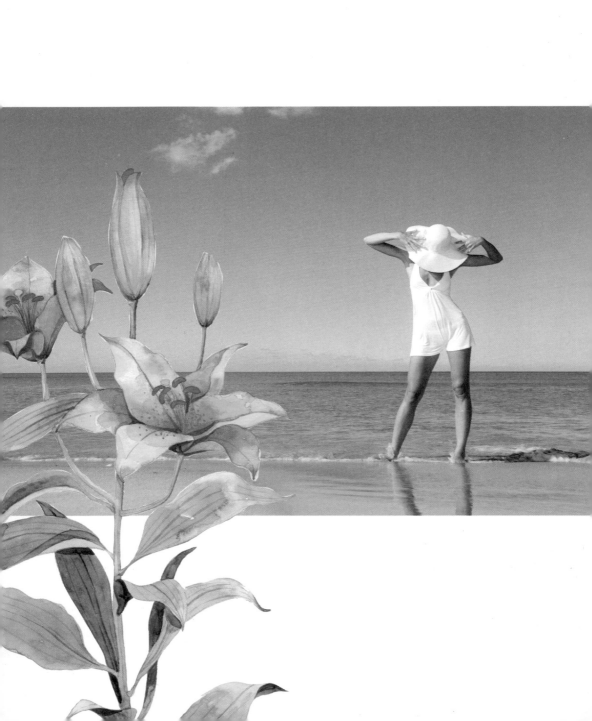

Part 2

子宫脆弱，需要倍加呵护

子宫像一座秘密花园，

在女性的身体深处，伴随女性一生，

是女性之本。

然而现代女性的一些不当的生活方式、工作方式等，

却在不知不觉中对子宫造成了伤害，

为疾病入侵脆弱的子宫大开方便之门。

这些生活习惯让子宫很受伤

子宫疾病喜欢找上抑郁的女人

现代社会，女人往往要扮演多重角色，既要撑起事业的半边天，和男人一样养家糊口，还要做好为人妻、为人母的角色，处理好各种家庭事务，女人难做。正是在这种双重压力下，女性常常被繁忙的工作和沉重的家务弄得焦头烂额，因此，很容易产生抑郁情绪。研究也发现，许多女性疾病不仅与个人生活习惯、器质性病变有关，还与精神因素有关，精神压力太大、长期抑郁的女性更容易被疾病盯上。

情绪失调，月经失调

长期的精神压抑、生闷气或遭受重大精神刺激和心理创伤，都可导致月经失调或痛经、闭经。这是因为月经是卵巢分泌的激素刺激子宫内膜后形成的，卵巢分泌激素又受脑下垂体和下丘脑释放激素的控制，所以无论是卵巢、脑下垂体，还是下丘脑的功能发生异常，都会影响到月经。

抑郁可能引发子宫肌瘤

子宫肌瘤形成的原因有很多，其中激素过剩是重要的诱因之一。长期精神抑郁的女性，雌激素分泌旺盛，从而导致激素分泌过剩，最终引发子宫肌瘤。

中医认为，百病都源于"七情六欲"，即人的健康与精神面貌息息相关。因此，女性一定要保持健康的生活状态，及时调整情绪，让妇科病远离自己。

乳腺疾病与精神状态息息相关

乳房是女人身体最性感的部位之一，乳房的健康很重要，而如果精神长期抑郁，乳腺疾病也会找上门来。

乳腺小叶增生是女性最常见的乳房疾病，多见于35~45岁女性，有少数可转变为乳腺癌。研究发现，性冷淡或性生活不协调是乳腺小叶增生的重要诱发因素。而不良的精神刺激、长期郁郁寡欢、孤独焦虑等情绪是乳腺小叶增生的"催化剂"。长期精神压抑很容易促使女性雌激素分泌增多、作用增强，从而导致内分泌失调，而内分泌紊乱是乳腺小叶增生的重要诱因之一。

无正常性生活及性冷淡的女性患乳腺癌的危险性大大增加。长期精神压抑的女性易出现性冷淡，这些人也容易诱发乳腺癌。

饮酒吸烟是子宫的大忌

现代女性压力大，应酬多，吸烟、喝酒被不少女性当做一种平常的生活方式。然而，吸烟、喝酒不仅损害肝、肺、脑、肾等脏器的健康，对于未育的女性，也是大忌，它对子宫、卵巢的伤害很大，很可能会导致不孕、宫外孕，以及胎儿的发育异常。

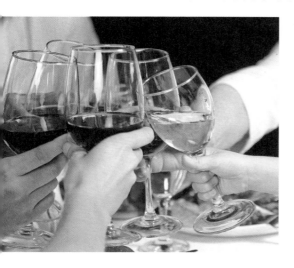

喜好烟酒对怀孕影响大

烟草中的尼古丁会破坏输卵管纤毛的正常蠕动，推迟卵细胞进入子宫，从而引起宫外孕。

吸烟的女性免疫力也会降低，易发生妇科炎症而致使输卵管堵塞。烟草中的尼古丁成分会影响女性的排卵周期，导致月经紊乱。吸烟还会伤害卵泡，使卵泡提前消失，这就会使雌激素、孕激素的分泌量严重失衡，降低生育能力，严重时还会导致不孕。烟叶中的尼古丁还会抑制卵子的输送和受精卵的着床，或使受精卵的着床部位发生异常，从而造成不孕或宫外孕。

烟酒对胎儿的发育有害

烟草虽然能让人获得暂时性的快感，但它们可造成全身血管病变，子宫血管也受"连累"。研究发现，孕妈妈吸烟，孕早期容易发生流产；到孕中期时由于血管病变，血压容易升高，发生妊娠高血压的风险增加；孕晚期还容易早产。

另外，孕妈妈被动吸入二手烟对健康造成的伤害不亚于主动吸烟。

长期饮酒或忽然大量饮酒的女性，其输卵管腔易发生狭窄，纤毛摆动功能低下，输卵管壁的蠕动性也差，不利于受精卵到子宫去"安家落户"。孕期饮酒，酒精进入体内，会引起人体的染色体畸变，会使胎儿的发育受到很大影响，可能导致智力发育不良、细微动作发展障碍以及畸形，如兔唇、先天性心脏病等。怀孕期间母亲饮酒生下来的孩子容易出现器官功能障碍，即胎儿性酒精综合征。

所以，女性要戒掉吸烟饮酒的坏习惯，要坚持健康的生活方式，保养好子宫。

乱服药容易患子宫肌瘤

现在的女性对自己的身材要求很严苛，总是嫌自己胖，为了达到理想中的魔鬼身材，会尝试各种各样的减肥方法，于是催生了减肥药品市场的繁荣。甚至有的女性发现吃减肥药能快速地瘦身，会同时吃很多种的减肥药。这些人可能确实能够通过长期吃减肥药瘦下来，但殊不知这样也为子宫病变埋下了隐患，很容易患子宫肌瘤等病症。

减肥药很可能是子宫肌瘤的祸根

相关统计显示，子宫肌瘤的发病年龄呈年轻化趋势，30 岁左右的女性有 20%~30% 患子宫肌瘤，不乏 20 岁出头就患子宫肌瘤的女性。

大多数年轻女性患子宫肌瘤跟长期盲目服用减肥药有关。减肥药也是药物的一种，长期服用必定有副作用。长期服用减肥药会导致内分泌器官出现功能异常，使脑垂体和卵巢分泌雌激素、孕激素的功能受到抑制，进而会扰乱女性体内激素的正常代谢，使内分泌紊乱，体内雌性激素水平偏高，这是导致子宫肌瘤的重要诱因。所以，如果长期服用减肥药的女性发现自己每月的月经变得不再守时，同时下体不时地还会出血，出血时伴有小腹疼痛，就要警惕是否患了子宫肌瘤，要及时就医。

少用保健品，有效遏制子宫肌瘤复发

子宫肌瘤复发率非常高，只要存在子宫和雌激素的刺激，子宫肌瘤就有复发的可能性。

多数患者在手术后 2~5 年内复发，且复发的肌瘤不一定长在原来肌瘤的位置。在年龄上，子宫肌瘤好复发于卵巢功能旺盛的生育期女性。未绝经女性中，术时年龄越小，肌瘤复发率越高。临近绝经的女性体内的雌激素水平大幅下降，子宫肌瘤的复发率明显小于雌激素正常的年轻女性。

患者若服用了含雌激素的补品，如蜂王浆、激素养殖的动植物等，肌瘤复发率也会增高。保健品的管理不如药品严格，有些不合格的丰乳、减肥产品，自称能"抗衰老""防早衰"，但很可能添加了雌激素，服用后会加快子宫肌瘤的生长。所以，女性，尤其是患有子宫肌瘤的女性更要注意均衡饮食，加强身体锻炼，规律生活，切忌盲目食用保健品。

过度减肥，子宫枯萎

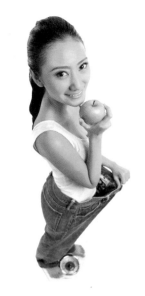

除开那些不正常的减肥方式，人们常常说的正确的减肥方式是"管住嘴，迈开腿"，即节食和运动。但需要注意的是，这里所说的"管住嘴"是相对于暴饮暴食等不健康的饮食方式来说的，而不是说过度节食。过度节食是非常伤身体的行为，特别是对女性来说，过度节食对子宫的伤害是巨大的。

青春期节食会让女人花不能盛开

正处在青春期的女孩如果通过节食的方法减肥，就与身体处于发育阶段需要充足的营养要求相背离。节食，意味着主动降低新陈代谢效率，让脏器不得不放慢运转速度，无法维持人体正常需要。而且过度节食，营养摄入不够，不仅会导致营养不良，还会使人体免疫力下降，雌性激素分泌减少，而子宫发育不良与雌性激素分泌不足有密切的关系。雌性激素分泌减少还不利于皮肤血液循环，影响体内脂肪的合理分布，使皮肤失去光泽和弹性。有这样一个处于青春期的女孩过度节食的案例：少女小A为了快速瘦下来，每天早上只喝一杯脱脂牛奶，中午吃顿正餐，之后就不再进食。刚开始，到了下午和晚上的时候觉得很饿，慢慢地饥饿感就没有了。这样一年下来，小A终于减肥成功。但是虽然身体瘦了，小A的脸色却由之前的红润光泽变得萎黄，月经也变得断断续续，经常两三个月不来，即使来月经了，量也很少，颜色也很淡。小A的家长带她到医院做了B超，结果发现小A的子宫发育不良，只有枣子大小，远远低于正常人的拳头大小的子宫。

成熟女性节食会让月经紊乱、卵巢早衰

对于成熟女性来说，节食减肥也不是明智的选择。因为过度节食减肥势必会造成体内脂肪的减少。然而卵巢合成、分泌雌激素的原料就是脂肪，这样就影响了雌激素的合成与分泌，进而就会导致月经紊乱、闭经等情况的出现。卵巢排卵功能的降低则会伴随着不正常闭经情况而出现，结果就可能造成卵巢早衰，而卵巢早衰又会加重月经紊乱，于是形成了恶性循环。

为了健康，胖的人需要瘦下来，但瘦亦有道，节食减肥只会适得其反。

运动也要讲方法

上面讲了"管住嘴，迈开腿"中的"管住嘴"，接下来再讲讲"迈开腿"，也就是运动。适当的运动可以促进身体血液循环，提高身体代谢能力，帮助身体消耗多余的脂肪和排出毒素，从而促进身体健康。但是，如果运动不当，就会对身体造成损伤。尤其是女性，在运动时要注意做到恰到好处，因为不当的运动不仅会使身体肌肉、骨骼等组织器官受到损伤，还有可能伤害子宫。

月经异常

剧烈运动有可能会导致月经异常。因为剧烈运动会抑制下丘脑功能，造成内分泌失调，影响体内性激素的正常水平，从而干扰月经的形成和周期。另外，月经期间进行剧烈运动，还有可能造成经血过多、经期延长。

子宫内膜异位症

在经期进行剧烈运动，可能使经血从子宫腔逆流入盆腔，随经血内流的子宫内膜碎屑有可能种植在卵巢上，形成囊肿，即子宫内膜异位症。

子宫下垂

子宫下垂是因为盆腔中承托子宫的韧带和肌肉衰老、无力，从而令子宫下垂到阴道内。女性做超负荷运动，特别是举重等训练可使腹压增加，引起子宫暂时性下降，但不会出现子宫脱垂。若长期超负荷运动，很容易发生子宫脱垂。

卵巢破裂

剧烈运动、抓紧重物、腹部挤压、强烈的碰撞等，都有可能使卵巢受伤，甚至破裂。

外阴创伤

外阴部的大阴唇皮下组织疏松，静脉丛丰富且表浅，受外力碰撞后很容易引起血管破裂出血，造成较大面积瘀血。在运动中，如果动作不当，或者是出现意外，都有可能造成外阴创伤。例如，外阴部与自行车的坐垫、横档或其他硬物相撞，容易发生外阴部血肿，严重者会伤及尿道和阴道，甚至盆腔。

流产

通常，孕妈妈适量运动对提高自身免疫力、促进胎儿健康成长是有益的，但是，如果过量运动或是运动方式不正确，很可能会引起流产，而流产对子宫的伤害是无法挽回的。

不爱卫生，子宫生病

阴部是女性的"特殊地带"，对于女性健康意义重大。但若不注意清洁，很容易滋生细菌，引发妇科炎症或其他不适。

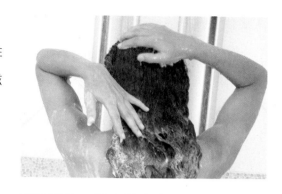

注意阴毛卫生，预防阴虱

阴毛虽然身处隐秘的部位，但经常被忽视。阴毛和身体一些部位的毛发一样，都具有减少摩擦和保持"通风"的作用。例如，阴毛的存在可以减少阴部部分皮肤的摩擦，从而起到保护阴部皮肤的作用；阴毛的存在，还能让生殖器官保持"通风"，避免潮湿。女性要注意阴毛的卫生，预防阴虱和毛囊炎。

阴虱是虱病的一种，是由寄生在人体阴毛和肛门周围体毛上的阴虱叮咬附近皮肤，而引起瘙痒的一种接触性传染性寄生虫病。通常以性接触传播为主，常为夫妻共患，而以女性为多见。另外，与阴虱患者共用毛巾、床单、马桶等，都有可能感染阴虱。若要避免阴虱的感染，要多注意个人卫生，如果不幸感染，最好的方法是剃掉阴毛，以断绝阴虱生长的空间。

毛发是细菌最好的藏匿处之一，再加上阴毛所处的位置十分特殊，因此女性一定要重视阴毛的卫生。

不爱卫生，子宫易生病

女性阴道本来形成了一种防止病原菌进入的天然防线，维护着阴道和身体的均衡。但是，不洁性行为、手术等外在因素和内分泌失调等内在因素会打破这种均衡状态，使各种致病菌侵入人体，不仅会出现阴道炎、盆腔炎、子宫内膜炎等妇科病，卵巢还会受到感染而发生炎症。因此，女性需要注意阴部的清洁。

1.在穿着方面，要挑选舒适且透气的内裤，不要穿紧身的衣物。

2.在清洗方面，每2~3天可以用温水清洗阴部。如果是月经期，洗澡则应选择淋浴，以防止病菌侵袭。

3.在性生活方面，不论是什么原因导致的阴道流血，都应该禁止性行为。这样才可以帮助女性免除病菌的侵扰，维持子宫和身体功能的正常。

久坐让子宫很憋屈

现在很多职业女性在工作日到办公室一坐就是一天，很少从座位上站起来，缺乏必要的运动，其实这样会危害子宫，诱发各种子宫疾病。

久坐会引起子宫及附件的感染

久坐不动，女性的盆腔底部被压迫，容易充血，导致附件和宫颈的血液循环不畅，而且久坐不动会使阴部透气不好，而潮湿、温暖、密闭的空间是细菌滋生的温床。这两方面的因素共同作用，很容易使子宫及其附件受到感染，引发宫颈炎、宫颈糜烂、宫颈肥大、宫颈息肉等妇科病。

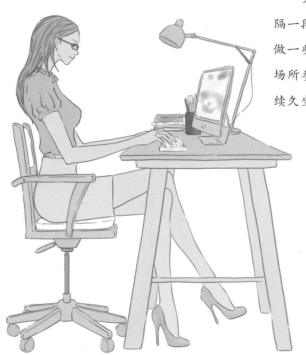

久坐易引发子宫内膜异位

首先，久坐不动会使子宫内膜偏离本来的位置而到子宫以外的组织生长，这就是子宫内膜异位症的一个诱因。在月经期内，久坐不动导致的气血不畅还会使经血逆流，引起痛经、腰痛等。同时还会导致血液长时间积压并形成肿块，进而引起囊肿，也就是子宫内膜异位症。

女性在工作之余可以调整一下，如每隔一段时间就站起来走动一下，还可以多做一些伸展运动。下班以后，可以到健身场所参加一下健身锻炼，切不可回家后继续久坐。

在休息日，女性也不要窝在家中，可以约几个好友参加一些室外活动，如爬山、踏青、逛街等，以保持气血正常运行。这样可以减少子宫发生异常的概率，还可以提高身体免疫力。

无节制的性生活是子宫的催老剂

适当的性生活对女人的身心都有益处，但是，如果不注意，纵欲过度，性系统长期处于一种超负荷工作状态，造成性系统负荷过重，性器官长期充血，没有足够的休息、恢复时间。长期下去，不堪重负的性系统就会出现功能紊乱，对女性而言，可能会引起很多妇科疾病。

对于女性来说，性生活没有节制，过于频繁，容易将外界细菌带入阴道，破坏阴道内的正常菌群平衡，造成致病菌快速生长和繁殖，引起盆腔炎。

性交时间过久，会导致性器官长期处在兴奋、充血状态，可引起盆腔慢性充血而出现腰酸、腰痛、小腹胀痛、疲乏等症状，长此以往可能会出现慢性盆腔炎。

性生活过于频繁，还有可能对宫颈组织造成不同程度的破坏，给细菌大开入侵之门，以致日后宫颈发炎，引起糜烂。

连续的性生活会加重性器官的负担，使得性器官过早"衰老"，敏感性降低，引起性功能衰退。

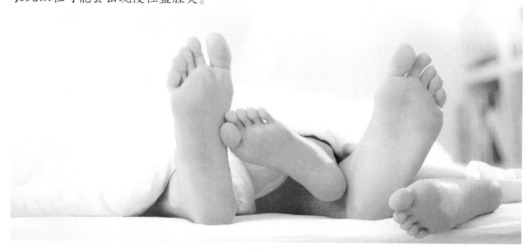

盆腔炎、宫颈炎……这些炎症对于子宫来说，无疑是"催老剂"。当子宫及其附件出现炎症时，除了依靠药物治疗，身体也会启动自疗机能，调动身体的某些细胞修复炎症部位。长此以往，子宫一直处于"劳作"的状态，子宫力被透支，就会出现衰老的现象。子宫衰老，最直接的表现就是女性内分泌失调，皮肤粗糙、脸色发黄、色斑皱纹凸显。

因此，为了子宫的健康，女性一定要把握性生活的"度"，保护好自己的子宫。

不洁性生活给细菌可乘之机

有了性生活之后，女性的阴道就处于相对开放的状态，给细菌的繁衍创造了机会。如果在亲热的时候不注意卫生，细菌就会趁机侵入阴道，并进入子宫，增加女性患以下妇科病的风险。

不洁性生活与对应的妇科疾病

阴道炎	包皮是藏匿细菌的源头，而阴道是性生活的唯一"通道"，如果亲热前男女性器官不卫生，很容易导致细菌侵入阴道，引发阴道炎
盆腔炎	引起盆腔炎原因众多，有反复人工流产、不洁性生活、经期性生活等
慢性宫颈炎	过早有性生活、性生活不洁并且性生活过多，会使女性的子宫颈长期受到包皮垢中的多种致病细菌、病毒的反复刺激，导致慢性宫颈炎
宫颈糜烂	当宫颈发炎时，由于炎症的刺激，局部分泌物增加，宫颈长期浸渍在炎性分泌物中，很容易引起宫颈糜烂
宫颈息肉	慢性炎症对宫颈形成长期刺激，宫颈管黏膜局部增生，逐渐向外突出而形成的赘生物，即宫颈息肉，少数宫颈息肉有可能发生癌变

性生活中的妇科疾病征兆

在性生活中女性常常可觉察出一些疾病的征兆，下列疾病征兆应引起警惕。

1.乳房压痛。与爱人拥抱时感到乳房有压痛点。用手掌平摸压痛点，若发现有小硬块并有触痛感时，应警惕乳房肿瘤。

2.乳头溢血或溢奶。爱人挤压或吸吮乳房时，如有血性分泌物流出，则可能是早期乳腺癌的征兆；如有乳汁溢出，应警惕患脑垂体微腺瘤的可能性。

3.阴道流血。做爱后排出的黏液含有鲜血，常是宫颈癌的早期信号。即使出血量极少，也不能麻痹大意。

4.尿频尿急。如果在做爱后出现尿频尿急，伴有白带增多，可能患有滴虫性阴道炎、霉菌性阴道炎，应尽快到医院检查。

5.鱼腥臭味。做爱时或做爱后阴道散发鱼腥臭味，伴有外阴瘙痒及阴道灼疼，可能是患有性病或特纳氏阴道炎。

6.穹隆触疼。穹隆位于阴道最深处，做爱时若感到此处有触疼，提示患有盆腔炎。若伴有继发性痛经，则可能患有子宫内膜异位症。此症可导致痛经、腹疼和不孕。

7.下腹绞疼。做爱不久后出现下腹阵发性绞疼，伴有恶心呕吐，可能是卵巢肿瘤，应及时就诊。

错误的着装也会让子宫受伤

露脐装能勾勒曼妙的身材、凸显身体曲线，因此受到众多爱美女性的青睐。但是有些女性在穿露脐装一段时间后，会发现月经量变少，痛经严重，其实，经常穿露脐装的女性都或多或少地会遭遇痛经的困扰。这是因为肚脐露在外面，受了寒的缘故。肚脐离子宫比较近，而且是身体的"门户"之一，是比较脆弱的，需要好好保护。露脐装虽美，却将肚脐直接与外界接触，自然会对身体造成影响，也会让子宫很受伤。

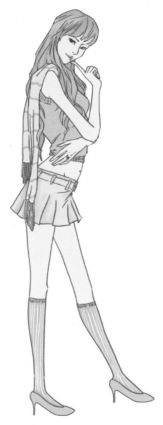

肚脐是人体非常特殊的部位之一。肚脐处在皮肤薄而多皱的地方，敏感度高，分布着大量的微血管，具有渗透强、吸收快等特点。但是，肚脐的屏障功能比较差，属于人体较为虚弱的部位，容易受到外界温度变化的影响。而露脐装往往将肚脐裸露在外，恰好给风寒入侵大开方便之门。当肚脐受凉时，会影响到子宫、下腹部的血液循环，导致子宫肌肉痉挛、组织缺血而引发痛经。

肚脐原是胎儿和母亲连接的纽带，是人体内外的桥梁，中医称之为"神阙""脐中"，与皮肤、筋膜和覆膜直接相连。肚脐对外邪的抵抗力较差，可以说是某些病邪进入人体的"门户"。通常，我们要用衣服对其加以保护，一旦把它暴露在外，就很容易使邪气侵入体内。而寒凉之邪侵入人体，停滞于冲、任两脉，寒凝血瘀而致经血凝滞，不通则痛，所以引起痛经。

当然，痛经只是经常穿露脐装直接的后果，如果子宫长期受寒，那出现的后果不仅仅是痛经那么简单的——轻者月经不调甚至闭经，重者有可能不孕或妊娠后胎儿发育迟缓。

那么，露脐装能穿吗？当然能穿，比如夏天天气炎热，白天可穿露脐装，既凉快又时尚，但晚上一定要注意脐部保暖。秋冬季天气寒凉时则要将露脐装压入箱底。只要正确穿着，露脐装也就不会伤害到子宫了。

流产，子宫的杀手

流产是女人对自己的巨大伤害

不管人类文明如何飞速发展，就算是到了现在人工智能开始流行的时代，女人依然如几千年的沿袭一样，饱受生育之苦。其实，还有比生产更让女性身心交瘁的事情，那就是怀孕了却因为各种原因不能生下来，只能选择流产。

流产坏处多

十月怀胎、一朝分娩，是瓜熟蒂落、圆满自结的过程，而流产相当于生生将一个还结结实实连在母体上的未成熟的果子摘下，其对母体的伤害不言而喻。也许很多人想不明白，仅仅是刮宫剥离一个小胚芽，为什么会给子宫造成那么大的伤害？

流产对子宫的伤害不亚于任何子宫疾病，甚至可以说是最大的子宫杀手。

人工流产好像是在子宫内做一次"大扫除"，但如果这种手术式的"大扫除"搞得不彻底，残留的血肉淤积在子宫里，极易引起细菌感染和多种炎症，甚至导致更严重的后果。

做人工流产手术，对子宫带来很大损伤，首先受伤的是子宫内膜。女人的子宫不光是一个生殖器，还是新生命的土地。受精卵扎根在子宫内膜上，跟农民在土地上播下种子是一个道理。当胚芽成长起来时，它的根系在母体里汲取营养，就像我们看到的树根一样，是盘根错节、千丝万缕的。人工流产大多数采取负压吸宫和刮宫等方法，手术的器械就像剪刀、挖掘机等，生生铲掉"树根"和"土壤"的联系，这样势必造成"土壤"出现大量的伤口。不仅如此，每次做人工流产手术时，都会或多或少地刮去一些子宫内膜，这对子宫无疑是一个

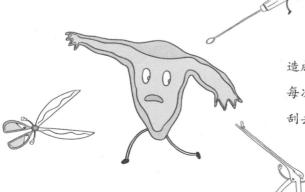

强烈的伤害性刺激，刮的次数多了，子宫内膜就会受到严重的"显性损伤"（最危险的当属子宫穿孔），这样再次怀孕时就容易发生胎盘植入、粘连，造成难产和胎盘滞留。调查发现，做人工流产手术后，10%的人出现术后感染、大出血、人工流产不全等并发症，18.9%的人出现月经不调、附件炎、宫腔粘连及宫外孕等并发症。更可怕的是，人工流产可能导致终生不孕，尤其是多次做人流手术的人更容易发生。因为反复钳刮子宫内膜，使子宫壁变薄，内膜越来越少，从而导致月经过少，甚至闭经。而受精卵着床没有良好的"土壤"，是无法发育成胚胎的。

女性要珍视做母亲的权利

"人工流产过频，红颜易逝"，这绝对不是危言耸听。怀孕是一种幸福的感觉，你会感到整个人被快乐装得满满的。而流产，被带出身体的也许不仅仅是一个细胞，很可能是你做母亲的资格。流产，一个让生命还没来得及开始就结束了的过程，不论是自愿的还是被动的，那种伤痛都是女人急于忘掉的，直到下一个生命开始孕育的时候，这种伤痛才会被快乐重新代替，否则会伴随她们的生活，直到永远。

"一切不以结婚为目的的恋爱都是耍流氓"，同样，嘴上说爱你但又让你承担流产痛苦的男人，其实是在伤害你。爱情是盲目的，但一定要保持清醒的头脑，要相信，爱你的男人会把你捧在手心、含在嘴里，会和你一起悉心呵护你的身体。同时，身为女性，你的青春、美丽，你做母亲的权利，都跟子宫的健康息息相关，甚至由子宫及其附件掌握着。如果你想终身拥有女性独特的风韵，享受身为母亲的幸福，就要潜意识里将"保护子宫"当成一种信念，一种天职。女人一定要好好保护自己的子宫，不要让流产将生长在子宫里的那些生命一次又一次地连根拔起。只有保持子宫完整健康，你才能享受做母亲的幸福。

女性进行人工流产手术后，内分泌会发生突然变化，暂时失去平衡，身体就要重新调整，如果调整得不好，容易出现内分泌紊乱，影响内分泌系统的正常功能，造成人体的一次"隐性损伤"。"隐性损伤"和"显性损伤"功能作用于女性的身体，很容易导致女性身体各方面的功能包括免疫功能过早衰退。

避孕，与流产息息相关的话题

流产对子宫伤害大，那么选择一种靠谱的避孕方式就成为了绕不开的话题。

避孕药的讲究多

口服避孕药是舒适度最高的避孕方式之一，它的避孕原理主要是通过抑制排卵，并改变子宫颈黏液，使精子不易穿透，或使子宫腺体减少肝糖的制造，让囊胚不易存活，或是改变子宫和输卵管的活动方式，阻碍受精卵的运送，使精卵无法结合形成受精卵，从而达到避孕目的。

避孕药分为紧急避孕药、短效避孕药、长效避孕药三种。

紧急避孕药

不少女性嫌每日服药麻烦，干脆事先不做"预备"工作，直到经历了性事，才慌忙出门买紧急避孕药服下。紧急避孕药偶尔使用，效果还值得信赖。但是，几乎所有的紧急避孕药都是通过对排卵和子宫内膜抑制而起作用的，因此，在同一月经周期内连续、多次服用它，会增加月经紊乱的发生概率，也会增加失败率。

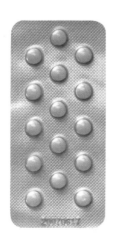

短效避孕药

在月经结束之日起连续服用 22 天，可规律月经，同时对经前腹痛、烦躁等症状都有帮助。但因为每日都需要服药，容易出现漏服的情况，可以采取以下方法避免漏服：制作当月的月历，剪贴在药瓶的瓶身上，每服 1 片，做个相应的记号，丈夫帮助提醒，可防遗忘。

长效避孕药

每月服用 1 片的避孕药，简便而省事儿，成为许多女性的首选。但是，长期服用对女性身体不利。在长期服用期间，女性不仅阴道的分泌物会增多，还会出现恶心、呕吐等假早孕反应。有的女性长期服用还会影响正常的月经，如月经期会变长、月经量较以前增多，甚至还会出现闭经的情况。另外，卵巢自身分泌的性激素处于被避孕药代替的状态，这样就会使卵巢受到压抑，排卵也会停止，这不但会影响卵巢正常功能的发挥，导致其出现早衰的情况，还导致受孕困难等后果。

戴安全套最安全

在性爱过程中，使用安全套避孕，避孕效果高达99.6%。因为安全套的使用，女性不用口服避孕药而出现类似妊娠反应，也不用上环让子宫出血，可以说戴安全套是一种文明的体现，是对女性体贴、爱护子宫的一种表现。

但是，据调查发现，中国已婚夫妇中使用安全套避孕的比例比较低，主要是因为男性不喜欢"隔靴搔痒"的感觉。其实，使用安全套的"不适感"仅仅是塑胶制品与阴道摩擦时有一点点"微辣感"。对于男性而言，生理上出现感觉大多是心理作用，相信随着婚龄的增长，男性会越来越多地发现安全套的好处：拉长射精时间，使双方的满足感更强烈；事后不必忙着擦床单，可以更好地回味性爱的甜蜜滋味；最重要的是使用安全套能让女方避免很多麻烦，对女性是一种保护。

上环是绝佳避孕方式

上环，就是在子宫里放置宫内节育器，通过机械性刺激及化学物质的干扰而达到避孕的目的。因为上环不抑制排卵，不影响女性内分泌系统，所以能避免一般药物避孕的不良反应。而且夫妻能"亲密"接触，不需隔"膜"交流，是国际公认的绝佳避孕方式。

上环虽然方便、可靠，但这种避孕方式并不适合所有人：

阴道炎、宫颈炎患者在疾病未治愈、白带未恢复正常前，不适合上环。因为上环有可能引起炎症复发或加重病情。

有些女性子宫颈口过松，或患有重度子宫脱垂，都不宜上环，即使上环也容易脱落；患有子宫肿瘤的女性上环的位置不好确定，不仅影响避孕效果，而且还有可能造成经血过多，因此不宜上环。

月经过多的女性上环后可能加重流血，因此不宜上环。

选择上环避孕，一定要去正规大医院进行手术。手术后要适当休息，避免过重的体力劳动，同时还要注意卫生，避免感染。当然，上环并不是一劳永逸，需要定期检查。

绝育手术要慎重

如果夫妻决定享受"丁克"生活，或者是已有孩子决定不再生育，可选绝育手术避孕。绝育手术，就是通常说的结扎，是将输精管或输卵管通道阻断的避孕手术。绝育手术只是堵塞了精卵相遇的通道，不会影响体内性激素水平，因此不用担心绝育手术会使人的第二性征消失，也不用担心它会使人提早进入更年期。但是，想要绝育手术后再生育，需要承担一定的风险，因此在选择手术前一定要慎重。

为了子宫健康，慎重看待剖宫产

剖宫产比顺产更难恢复

出于对分娩疼痛的恐惧，很多女性在分娩时选择了剖宫产。剖宫产能够让女性在麻醉的状态下较为快捷地娩出胎儿，较大程度上降低了难产的风险。同时，在处理一些紧急情况时，如胎盘早剥、宫内窒息、羊水过少等，剖宫产具有不可替代的优越性。即便如此，非万不得已，不要进行剖宫产，因为剖宫产对子宫的伤害、对母体健康的影响是很大的。

现实生活中，有很多女性选择通过剖宫产生下孩子，在月子里也进行了非常好的调养，但是在生了孩子后相当长一段时间内都会觉得身体不好，到医院检查却检查不出具体的病症。其实这通常是剖腹产的结果。

"人活一口气"，人体是一个相对封闭的整体，这口"气"从出生时脐带被剪断的那一刻起，就被封存在体内。而剖宫产、阑尾炎手术等，因为打开了人的腹部，而使人的这口"气"丢失了。中医认为，这口"气"是生命力的重要支撑，一旦丢失，人的生命力就会减弱，抵抗力就会降低，人体组织和脏腑器官就容易出现问题。这也就是为什么有的人生孩子之前身体很健壮，但剖宫产后身体变弱，还动不动感冒发烧的缘故。

从现代医学的角度看，出现这种情况，通常是术后恢复不佳的表现。剖宫产导致的出血量较大，比自然分娩要多得多，而人体血液丢失之后，就需要一个长期的过程进行补充，因此剖宫产后新妈妈的恢复要比自然分娩的妈妈慢得多。剖宫产时，因为腹部、子宫上都有刀口，刀口的愈合需要 1~2 个月的时间，甚至更久一些。如果手术中发生意外或者是术后刀口感染，则会带来更多的麻烦。

因此，剖宫产一般只作为避免难产及相关并发症而采取的一种开腹手术，并非常规分娩方式。如果盲目坚持剖宫产，不仅伤害身体，还容易导致诸多意外发生。

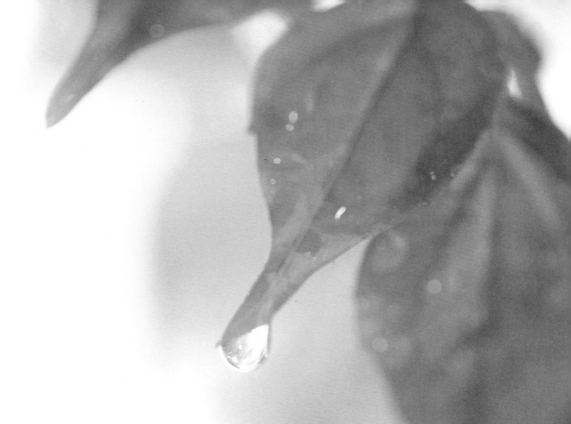

剖宫产为再次怀孕出难题

剖宫产手术，除去术前准备，正常来说有以下几个环节：

麻醉

现在剖宫产通常采取局部麻醉，往脊椎上打药，等麻醉药起效之后，产妇会感觉下半身失去知觉。

剖宫

麻醉药起效后进行剖腹，先是在产妇的下腹部（阴毛线上面）切一开口，然后再在产妇的子宫上做第二个切口，羊水膜囊被打开，如果它还没有破裂的话，吸出液体，可能会听到汩汩或哗哗的液体流动声。

接生

接生通常是挤压产妇的子宫，医生手工或用接生钳轻轻将宝宝抱出，之后脐带被剪短，在宝宝得到处理的同时，医生会把产妇的胎盘拿出，并清理宫腔中的血块。

产后

缝合子宫和腹部切口。

在剖宫产手术中，有一个环节至关重要，即在子宫上做一个切口。只有在子宫上切一开口，才能把宝宝抱出。但是，这也就意味着子宫上永久留有瘢痕。

也许有人说，子宫上的切口跟腹部的切口一样，只要保养得当，随着时间的推移会慢慢复原，虽然瘢痕不可能消失，但应该不会造成多大的影响。当然，只要子宫健康，不出现术后并发症，也没有子宫肌瘤等困扰，子宫瘢痕的影响不大。

但是，剖宫产之后再怀孕就得小心了。在剖宫产后2年内再怀孕，容易发生胎盘植入、胎盘粘连，分娩时容易发生子宫破裂、胎盘剥离不全，避孕失败实施人工流产时容易发生子宫穿孔。

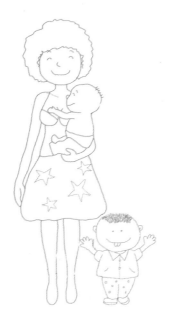

另外，剖宫产后再怀孕，不论距离第一次剖宫产多久，都有可能出现剖宫产术后"瘢痕妊娠"的情况。这是指曾经做过剖宫产手术的女性再次怀孕，而这个新生命恰巧着床在子宫的剖宫产瘢痕上。剖宫产瘢痕处的组织结构非常薄弱，如果新生命"不听话"，偏偏要在那里着床，孕早期的瘢痕妊娠一旦发生，就要终止妊娠。如果在孕晚期，胎盘也有可能移动到瘢痕上，并且深深扎进子宫，这种情况是非常危险的。

对于剖宫产的女性来说，产后子宫留下了瘢痕，而瘢痕的组织非常薄弱，弹性也很差，所以再次怀孕后，随着胎儿不断增大，子宫也被撑大，已经变薄的子宫无法再支撑胎儿的增长，就有可能沿着之前的伤疤爆裂，胎盘脱离子宫进入腹腔，如果不及时抢救，很可能连孕妇的生命也保不住。

可见，剖宫产后再怀孕，增加了危险性。因此，进行过剖宫产手术的女性，再次怀孕要格外谨慎。在怀孕之前，一定要去医院，请医生对自己的子宫质地、大小、弹性、子宫瘢痕恢复情况等进行全面的评估，确定可以再次怀孕时再准备怀孕。这个期限，一般来说，至少要在剖宫产两年后，瘢痕长好，才能继续怀孕。

很多女性不想忍受自然分娩的疼痛，就选择了那"温柔的一刀"，从而导致剖宫产率越来越高。目前生育政策已有变动，头胎剖宫产想要生二胎的女性群体迅速壮大，为此引发的问题也越来越多。

那么，头胎剖宫产的女性，在生育二胎的时候，一定要剖宫产吗？这倒未必。如果上次手术的指征已经不存在了，胎儿的体重轻于 3.5 千克，符合自然分娩指征，选择自然分娩是比较妥当的。

剖宫产后再也不能自然分娩的主要原因是担心子宫破裂。子宫体部剖宫产由于子宫体部肌肉较厚，缝合时不易对合，产后子宫复旧时子宫体部肌肉收缩明显，故切口愈合较差，再次妊娠分娩时，体部瘢痕位于主动收缩部分，故容易发生破裂。

不过也不是隔得时间越久越好，时间太久子宫瘢痕纤维化，延展性很差，也容易造成破裂。因此，接受剖宫产手术的妇女，如欲再生二胎，最好过 2 年之后再怀孕，给子宫一个充分愈合的时间。一般来说剖宫产后 3~5 年要孩子是比较合适的。

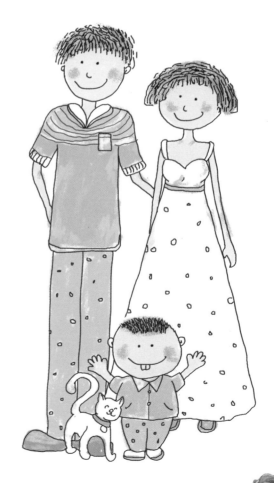

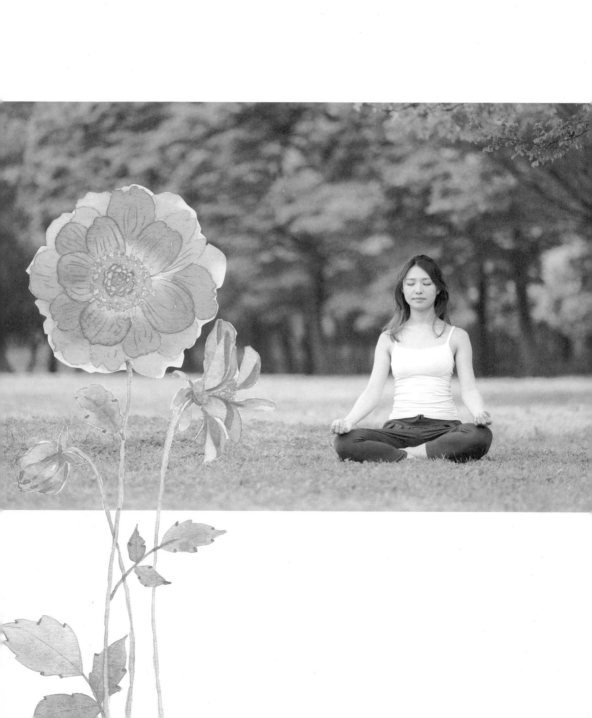

Part 3

不可忽视的子宫疾病早期信号

许多女性都备受妇科疾病的困扰，

不管是工作还是生活都受到影响，饱受苦楚。

其实，很多子宫疾病在早期就已经发出了一些信号，

如果能够及时识别并接收这些信号，

就能够将疾病消灭在萌芽时期。

警惕月经的几种异常表现

痛经

痛经的表现

月经是女性的生命之河，定时给子宫以灌溉和清理，为子宫的健康和女性的美丽扫清障碍。不仅如此，月经还是子宫健康情况的风向标。"经调则无疾，不调则百病丛生"，对于女性来说，月经经期规律，经血颜色、量都正常，代表着子宫健康，但是，如果经期不准，颜色、量都出现异常，则说明子宫很可能遭遇到了病邪的侵袭，需要引起重视。

对不少女性来说，月经之所以使她们烦恼，原因在于它会引起腹痛。往往从经前一两天起，就有一阵阵的腹痛、腰酸感；较重的连肛门、外阴也牵连着痛，还有恶心、呕吐、手脚发冷等症状；更重的甚至卧床不起。

调查发现，大约 60% 的女性需要忍受痛经之苦，且有 7%~15% 的女性会有严重的疼痛，甚至无法正常工作。有的生完孩子之后有所缓解，但怎么都摆脱不了痛经的"纠缠"。一般的不适或稍有疼痛，那不叫痛经；只有下腹痛得厉害，不能正常生活和劳动的，才可归入痛经范畴。

痛经的原因

既然痛经对女性来说这么痛苦，那么引起痛经的原因到底是什么呢？

中医认为，导致痛经的直接原因有两个，一个是不通，一个是不荣，"不通则痛，不荣则痛"。

不通就是气血不通、有血瘀了。气血不通的表现为：来月经前几天就开始小腹疼痛的人，确定就是血瘀；经血里夹有紫暗的色块，有可能是寒凝或肝郁化火而成的血块。子宫里若有血瘀，要及时化掉，否则每次来月经都会引起痛经，而且长期如此，会造成子宫的继发疾病。

气血不荣就是子宫不够滋润、荣盛。养过花的人都知道，只要土壤足够肥沃、水分充足，花的叶子就会绿油油的，特别漂亮。如果土壤不肥，水也浇得不够多，花的根不能吸收到足够的养分颐养枝叶，花的叶子就会发枯发暗。人也一样，如果气血充盈、通畅，自然会脸色红润、光彩照人。倘若气血不足，就会面色无华，没有光彩。

不仅如此，身体里的"血海"亏虚，用来灌溉子宫的经血不足，子宫吸收不到足够的养分，孕育生命的土壤就会不够滋润。为了让子宫的土壤勉强达到滋润的水平，身体就要从其他脏腑、经络中讨要一些气血，这样会导致一到经期，身体的代谢就会降低功率运行，从而使女性觉得无精打采、怕冷、关节酸痛。

不通和不荣很好区分，不通的痛感很明显，位置明确，按揉则更痛；不荣则是隐隐的痛，绵绵不断，位置也不固定，几乎是散开在整个小腹，适当按揉能缓解疼痛。很多时候，这两种痛是共同存在的。

痛的方式不一样，采取的应对措施也有所差别。不通需要多吃活血化瘀的食物、按揉适当穴位以使气血通畅，而不荣则需要补益气血，兼顾温宫散寒。

除了上述因素会引发痛经外，经期喜食生冷食物、不适当运动、便秘、情绪紧张、心情烦躁、肝气不舒等都有可能导致痛经。当今爱美女性月经病增多还有一个重要原因是：痛经与"冻"（即为了爱美而穿得很少）有关，经少与"饿"（即为了减肥而过度节食）有关，值得注意。

当然，子宫发育不良或生殖系统的病变，也是痛经的原因。如果月经期间，下腹部突然剧痛，有可能是卵巢方面的疾病或子宫肌瘤引起。有时候痛经是子宫内膜异位症等疾病的征兆。如果一味忍耐，则有可能导致病情加重。

那么，如何判断是正常的痛经还是疾病的先兆呢？方法很简单，虽然每次来月经时都有可能痛经，但是如果最近感觉疼痛加剧或有不一样的感觉，一定不能忽视。

痛经并不可怕，往往一两天就过去了，日后也常能不治而愈。所以，首先要精神上放松，再对症处理，痛经是可以防治或大大缓解的。

生孩子可以一定程度缓解痛经

在有些饱受痛经折磨的女性眼里，痛经是一件惨无人道的事情，让人痛不欲生，通过治疗也不能根本治愈，只能缓解症状。但这些女性怀孕生孩子后，有些人会发现原来让自己倍感烦恼的痛经竟然好了很多，虽然还是感觉小腹胀胀的，但比怀孕之前的那种痛，可以说是小巫见大巫了。

从生理角度上说，生产后不久，月经又会恢复。但是，这次却有一个可喜的变化：令人烦恼的痛经减少了，有些女性甚至发现在生产后痛经基本上消失了。难怪有的妈妈感叹："早知如此，真该早点生宝宝。"

生孩子能使女性的痛经症状得到缓解，甚至基本消失，原因可以从以下几个角度来分析：

1. 有些女性宫颈管狭窄，经血经过宫颈管时出现排血不畅的情况，此时子宫需要更强力地收缩，以使经血排出，从而让女性出现痛经的症状。但分娩后，女性的宫颈管扩张了，经血排出顺畅，痛经自然就缓解或消失了。

2. 与子宫中的某些激素有关。子宫中的某些前列腺受体点可分泌前列腺素，而前列腺素是一种多功能激素，它有令子宫收缩的作用，而子宫不正常收缩是导致痛经的重要原因之一。在生育的过程中，子宫中的某些前列腺素受体点受到破坏，引起痛经的痛点减少了，痛经也就自然缓解了。

3. 与孕期、坐月子时大量进补有关。子宫内血液循环不畅，有瘀血，可导致痛经。而孕期、坐月子时，为了妈妈和宝宝的健康，妈妈一般都会大量进补，食用富有营养的食物，这对促进子宫血液循环、消除瘀血有益。子宫血液循环流畅，没有瘀血了，痛经自然就消失了。

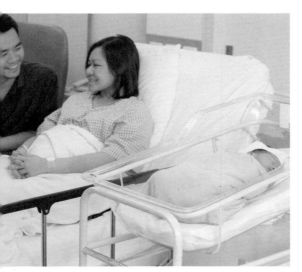

痛经的食疗方

生姜红糖茶

原料： 生姜4~5片，红糖适量。

做法： 锅中加水，放入生姜、红糖，大火烧沸后续煮10分钟即可，代茶饮。

功效： 红糖有活血化瘀的作用，生姜可以温中补虚，两者搭配，能防寒祛瘀，使子宫中的瘀血顺利排出。

八珍汤

原料： 党参6克，白术10克，茯苓9克，炙甘草6克，熟地20克，当归20克，川芎10克，白芍10克，红枣2~3个，生姜5克。

做法： 将所有材料放入砂锅中，加3碗水煎至1碗。去药渣，服药汁。月经开始前一天开始服用，每天1次，连服7天。

功效： 八珍汤是补气益血的佳品，对气血两虚所致的面色苍白、头昏眼花、痛经、月经不调等有效。

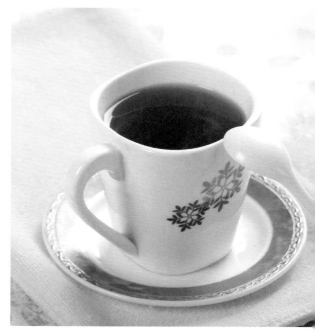

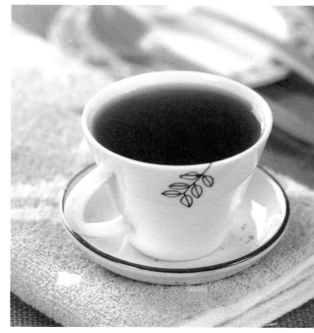

益母草鸡蛋汤

原料：鸡蛋 2 个，干益母草 30 克，玄胡 20 克。

做法：三者一起放入砂锅，加入 3 碗水煮至鸡蛋熟，将鸡蛋捞出去壳后再放入砂锅中煮 5 分钟。去药渣，吃鸡蛋、喝汤。月经来潮前 3 天开始喝，每天 1 次，连服 7 天。

功效：鸡蛋具有滋阴养血的作用；益母草是活血化瘀、缓解痛经的良药；玄胡具有行气活血、散瘀止痛的功效。三者搭配，可起到行气活血、散瘀止痛的作用。

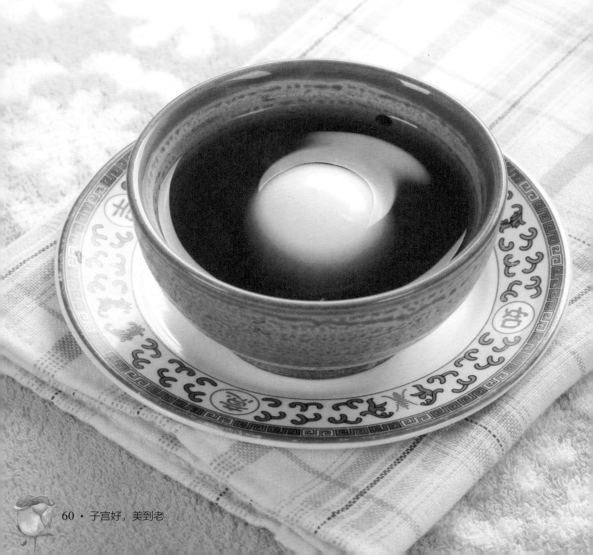

月经失调

月经失调，就是所谓的月经不调。月经失调是最常见的妇科病之一，通常表现为月经周期或出血量出现异常，或经血出现血块，经前期或经期腹痛及全身症状等。月经失调包含很多内容，诸如月经提前或延后、经血不足或过多、痛经、经期胁痛和乳胀等。

月经周期提前1周以上者，称"月经先期"或称"经期超前"；月经周期错后1周以上者，称"月经后期"或"经期错后"；月经周期或先或后，未按期来潮者，称"月经先后无定期"或称"经水先后无定期"；月经量明显增多或经行时间延长者，称"月经过多"；月经量明显减少或经行时间缩短者，称"月经过少"。若月经偶见异常，且无明显症状者，一般不属于月经失调。

月经失调，大多是由于五脏的功能失调引起的。在月经产生的过程中，心主血，肺主气，脾统血，肝藏血，肾藏精，五脏功能协同配合，维系着血的生化、调节、统摄和疏泄。所以脏腑健全，气血充沛，冲任调畅，月经才能正常来潮。若肝、脾、肾三脏和冲任二脉功能失调，以及外受风、寒、湿邪等均可致月经失调。情志失调，或身体过于疲劳，或饮食不规律与不节制等也会导致月经

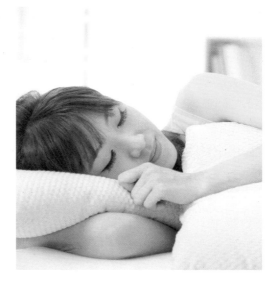

失调。此外，一些不良的习惯也会影响月经，如压力过大、精神抑郁、情绪不稳定、吃减肥药、过度节食、贪吃寒凉食物、吸烟酗酒、穿露脐装等。

很多女性以为月经失调是女性的通病，只要平时稍加注意，应该没什么大问题。然而，月经失调并没有我们想象得那么简单。月经周期正常是健康的象征，月经周期的各种状态也是女性健康的晴雨表，任何微小的变化都有可能是身体某个环节出现问题的征兆。女性要注重生活中的小细节，养成良好的生活习惯。当出现月经失调的情况时，一定要及时就医，不要让月经失调成为子宫的祸害，要把许多疾病扼杀在萌芽状态，给自己一个健康的身体。

月经失调种类	病因	异常表现与辨识方法
月经先期或（和）月经过多	常由血热，热扰冲任，或气虚不能统摄血液；或肾虚冲任不固所致。属于血热者，又应区分实热、虚热	阳盛血热型月经不调：症见月经先期，月经量多，色鲜红或紫红，伴有面赤，烦躁易怒，口渴
		阴虚血热型月经不调：症见月经先期，月经量不多，甚至减少，色鲜红质稠，伴有面潮红，手足心热，盗汗，心烦失眠，口干
		气虚不摄型月经不调：症见月经先期，月经量多色淡，质清稀，伴有心悸气短，神疲乏力，面色苍白，食欲缺乏
		肾虚不固型月经不调：症见月经先期，月经量或多或少，色暗淡，质稀薄，伴有腰脊酸痛，腿脚无力
月经后期或（和）月经过少	常由久病失血或产后耗伤精血，或脾虚营血虚少；或先天不足、多产房劳耗伤肾精，肾虚冲任未充；或月经过食生冷或感受寒冷，血为寒凝；或精神抑郁，情志不畅，气滞血瘀等引起	血虚型月经不调：症见月经后期，量少色淡，质清稀，伴有眩晕，失眠，心悸，面色苍白，神疲乏力
		肾虚型月经不调：症见月经初潮较迟，经期延后，量少，色正常或暗淡，质薄，伴有腰酸背痛
		血寒型月经不调：症见月经后期，量少色暗、有块，或色淡质稀，伴有小腹冷痛，喜温喜按，得热则减，或畏寒肢冷，小便清长，大便稀薄
		气郁型月经不调：症见月经后期，量少色暗、有块，排出不畅，伴有小腹胀痛，乳胀胁痛，精神抑郁

非自然闭经

在青春期之前、孕期内、哺乳期内以及到一定年龄绝经后不来月经，都是一种自然闭经，属于正常的生理现象。另一种闭经是病理上的，属于非正常闭经，是指卵巢、子宫等生殖器官没有达到衰老的程度而出现月经连续 2~3 个月不来的情况。非正常闭经又可分为原发性闭经和继发性闭经。原发性闭经指的是少女年过 18 岁尚未来月经，继发性闭经是指既往月经正常，现在已经停经 3 个月以上。

引起非自然闭经的原因有很多，主要有：

1. 生殖器畸形，如子宫颈、阴道、处女膜等闭锁，经血不能外流。

2. 闭经常由于卵巢功能失调而致，月经受卵巢影响，当卵巢出现问题时，也有可能导致闭经。如卵巢功能早衰、卵巢肿瘤、多卵巢综合征等都可导致闭经。

3. 部分闭经是由于子宫的因素导致的：子宫发育不良；子宫内膜受损，如放射治疗或刮宫之后；子宫内膜严重感染，如结核、产后宫腔粘连；神经反射性刺激，如哺乳时间过长可使子宫内膜过度萎缩。

4. 多次人工流产、刮宫造成宫腔粘连，会引起闭经。

5. 消耗性疾病如肿瘤、严重贫血、营养不良也会引起闭经。

6. 盲目减肥，如过度运动及节食等，会导致体内雌激素减少，子宫内膜细胞生长缓慢，经量减少，甚至闭经。另外，节食减肥会让人体缺乏营养，以致不能维持自身新陈代谢的需求时，子宫月经、孕育生命的功能就会自动关闭，以减少身体新陈代谢对营养的需求。

7. 内分泌系统如甲状腺、肾上腺功能紊乱也会引起闭经。

8. 运动过度、情绪紧张、忧虑，或有精神疾病、内分泌失调、作息不规律，以及环境改变、地区迁移、寒冷刺激等因素也可能引起闭经。

非自然闭经除不来月经以外，有的人还常有腰酸背疼、腹疼或腹胀等症状，有时还有头昏、失眠、全身无力等不适症状。闭经的异常表现也因病因不同而不同。

	异常表现与辨识
血瘀经闭	平素月经正常，骤然停经，数月不行，小腹刺痛，或有流产手术史，手术创伤胞脉阻滞
肝郁血滞经闭	月经周期由先后不定，渐至闭经或骤然停经，心烦易怒，胸胁乳房胀闷
痰湿经闭	痰湿交凝，阻滞经脉，月经由后期渐至经闭，伴有白带黏稠，呕恶多痰，胸脘满闷，形体肥胖

出现闭经，意味着身体向您发出求救信号了，有可能是生理上的疾病，也有可能是精神上的需求，千万要重视，而且要及时就医，找出原因，对症治疗。

白带性状的改变可能是子宫在求救

白带异常知多少

　　白带是子宫的分泌物，和子宫相符相依，如果子宫不健康，出现了炎症或其他病变，白带的颜色、气味、量等都有可能发生变化。可以说，白带是衡量子宫健康的标准之一，我们可以通过观察白带来了解子宫是否健康。下面对几种常见的异常白带现象进行分析。

蛋清样或白色水样白带

　　正常情况：白带受雌激素左右，一般在两次月经中间雌激素的分泌达到高峰，过多的雌激素刺激子宫颈腺体分泌更多的黏液，所以这时的白带量多、透明，像蛋清样具有黏性并能拉成丝状，外阴部有湿润感。

　　如果你出现了蛋清样白带，不要慌张，这是正常的生理性白带，但也说明了此时处于排卵期，正在备孕的夫妻要利用好这个机会，如没有孕育打算，则要做好避孕措施。

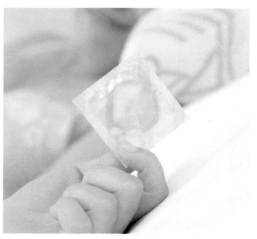

　　异常情况：有的女性平常白带多，但颜色、气味都正常，就没当一回事儿，到后来，白带白白的，还变得像水一样，更糟糕的是蹲下的时候隐约能闻到一股腥味，这是白色水样白带。这种白带不仅容易使内裤潮湿，气味让人尴尬，而且有可能是阴道炎、宫颈炎、盆腔炎的征兆。这类女性要尽快到医院检查，确诊后再对症用药，帮助子宫恢复健康。

乳白色豆腐渣样白带

　　乳白色豆腐渣样白带，就是排出的白带像豆腐渣的样子，呈乳白色，而且是块状的。通常伴有外阴奇痒难忍，即使是公共场合也忍不住揉擦外阴以减轻痒感。这是典型的霉菌性阴道炎。

　　一旦发现自己的白带出现豆腐渣样，要及早就医，取白带化验，并在医生的指导下积极配合治疗。且由于霉菌性阴道炎可通过性生活传播，治疗宜夫妻同治。

黄色或黄绿色稀薄脓性白带

白带颜色发黄，质黏，可能是宫颈糜烂、慢性宫颈炎等轻度感染的前期征兆。出现黄色脓性白带，且有特殊味道，可能是阴道感染了细菌。多由淋球菌、结核菌、梅毒素旋体等引起的阴道化脓性感染，少数为宫颈炎症引起。另外，如果阴道中存有异物，也会引起阴道的化脓性感染，出现黄色白带。若白带发黄，且呈脓性水样，可能是恶性肿瘤、子宫癌、输卵管癌的早期预警。

白带浮现黄色或黄绿色淡薄泡沫状脓性，有腥臭味，并且伴有外阴、阴道瘙痒难忍，则患滴虫性阴道炎的可能性很大。

当发现自己的白带出现异样时，一定要及时就医，早治疗，早康复。

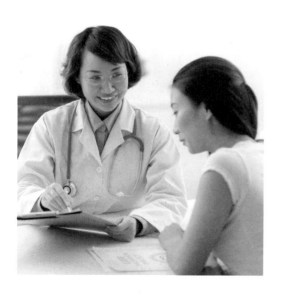

血性白带

血性白带，就是白带中混有血液，但白带质地从总体上呈黏液性或脓性。引起血性白带的原因有很多：

1.排卵期出现血性白带，且只是少量的咖啡色分泌物，一般持续半天或2~3天，则有可能是排卵期出血。

2.月经周期正常，经量增多，月经之后出现白带带血，有可能是子宫肌瘤、功能性子宫出血。

3.月期出现不规则的血性白带，可能是功能性子宫出血，也可能是子宫内膜癌的早期征兆。

4.如果血性白带一直困扰着您，那就可能是生殖器官恶性肿瘤如宫颈癌、子宫内膜癌等盯上你了。

5.怀孕后月经停止，但出现血性白带，可能是流产、宫外孕、葡萄胎等引起的；更年期绝经后还出现血性白带，则可能为恶性肿瘤。

6.性生活后出现血性白带，可能为宫颈糜烂、宫颈息肉、宫颈癌。

7.月经来潮前及月经结束后出现血性白带，一般为卵巢功能异常，或者是子宫内膜异位症。

8.在无避孕措施的性生活后，女性服用紧急避孕药也可能导致血性白带。

血水样白带

血水样白带，即分泌白带的同时伴有阴道出血。血性白带的"血"量较小，通常成血滴、血丝状，而血水样白带中的"血"则多一些，跟月经来潮相似。

一般人工流产手术或自然流产后3~7天阴道流血就会停止，但也有个别人出现延长的情况，这种情况则视为血水样白带。出现这种情况的原因有很多，如个人体质虚弱、劳累、手术损伤、宫颈炎症，以及宫内有残留等。流产后宫内有残留，若不及时清理，残留的胎膜组织很有可能变成绒毛膜上皮癌。

因此，流产后若出现血水样白带，要及时复诊。出现血水样白带，还有可能是晚期宫颈癌、阴道癌、黏膜下肌瘤、输卵管癌的征兆。

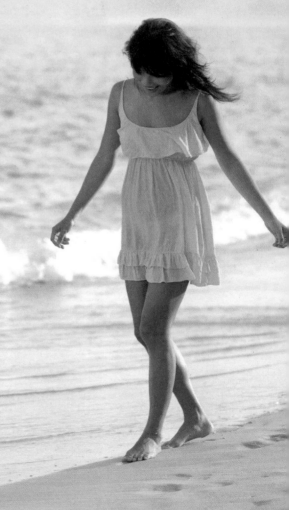

这些子宫疾病会导致白带异常

白带的颜色和性质反映了子宫、卵巢、阴道等生殖器官的健康情况。正常的白带是乳白色或透明的，量少、无味。若白带出现变化，很可能是生殖器官功能发生变化或出现病变的先兆。那么，哪些子宫疾病会导致白带异常呢？

盆腔炎

盆腔炎可导致白带增多，颜色发黄，质稀，同时伴有腹痛的症状。

宫颈糜烂

宫颈糜烂是最常见的子宫疾病之一，女性若患有宫颈糜烂，白带一般呈黄色，浓且黏，多数没有异味。

子宫内膜异位症

子宫内膜异位症是导致血性白带的重要原因之一。

宫颈癌

患有宫颈癌的女性，早期白带有可能是血性白带，到晚期时多呈血水样白带。

滴虫性阴道炎

滴虫性阴道炎最明显的症状就是黄色或黄绿色脓性白带，同时带有腥臭味。

霉菌性阴道炎

霉菌性阴道炎是导致白带异常的原因之一，患有霉菌性阴道炎的女性，其白带多数呈乳白色豆腐渣样，并伴有异味。

当然，还有其他子宫疾病可导致白带异常。当女性朋友发现自己的白带出现异常时，不要盲目使用化学制剂清洗，一定要及时就医，在医生的指导下用药。

阴道不正常出血，子宫在亮红灯

阴道出血和月经的不同

女性的阴道责任重大，担负性福、生育的重任，然而，阴道本身也很脆弱，非常容易受到细菌的侵袭。此外，阴道还肩负着为女性传达子宫健康信号的任务，当子宫健康无炎症时，阴道也温润如玉，但若子宫出现了问题，阴道就会以它独有的方式告诉女性，要小心，你的子宫需要帮助！这个独有的方式就是不正常的阴道流血。因为阴道流血不正常，所以才需要引起重视。但是有时阴道出血很难和月经区分清楚，那么下面来讲解子宫疾病引起的阴道出血和正常的月经出血有什么明显的不同。

月经是指伴随卵巢周期性排卵，卵巢分泌雌激素、孕激素的周期性变化所引起的子宫内膜周期性脱落及出血。规律月经的建立是生殖系统功能成熟的主要标志。

正常月经的最初 12 小时出血是来自子宫内膜功能层的血管破口，由于多种生理因素，此时出血量一般较少，24~36 小时子宫内膜的功能层脱落，子宫内膜基底层血管残端暴露，这时出血较多。36 小时后由于内膜血管残端开始形成血栓，内膜也开始修复，因此出血迅速减少并停止。

正常月经出血具有周期性，间隔为21~35 天，平均为 28 天，每次月经持续时间称为月经周期。

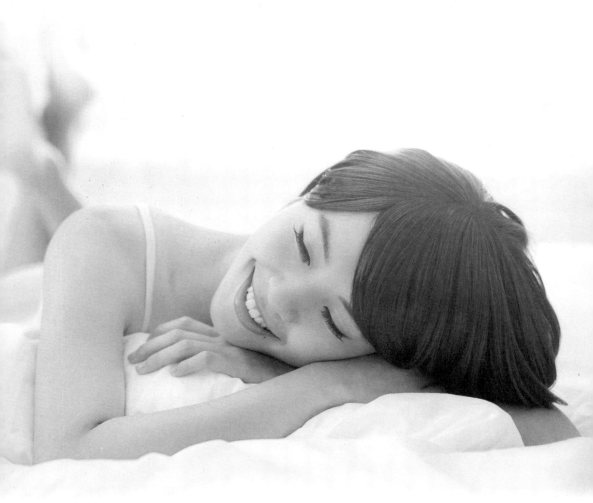

不同的子宫疾病引起的阴道出血特征各异。

急性宫颈炎	多表现为非月经期间出血、性生活后出血，妇科检查时触碰到宫颈即可引起明显的出血
慢性宫颈炎	表现为白带中带有少量血丝或性生活后出血
宫颈癌	早期宫颈癌表现与慢性宫颈炎有类似之处，但当宫颈癌进入晚期时常表现较多的不规则阴道流血，也就是说宫颈癌晚期的出血没有一定的周期性。如果年轻女性患有宫颈癌，在宫颈癌早期，最明显的表现就是月经期出血量增多
子宫内膜癌	疾病早期与慢性宫颈炎及早期宫颈癌有相似之处，年轻女性也可表现为月经增多、经期延长或月经紊乱，而进入老年期的女性则表现为绝经后再次出现阴道流血
子宫肌瘤	阴道流血多数与月经有密切关系，如月经量较多、月经周期缩短等
子宫内膜异位症	月经量增多、经期延长或经前点滴出血等

接触性阴道出血是怎么回事

接触性阴道出血，是指性生活或妇科检查等有物理接触时引起的阴道流血或白带带血现象。因为接触性阴道出血的量一般不多，常为鲜红色，有的仅有少许血丝，所以经常被忽略。

其实，性生活后出血或者妇科检查后出血，有可能是阴道炎、宫颈糜烂、宫颈癌、宫颈息肉、子宫内膜异位症等疾病引起。因此，当出现接触性阴道出血时，应及时就医。

初次性生活可导致女性处女膜撕裂、损伤等，也有可能导致外伤性的接触性出血。这种情况下，出血量一般较少，都会自行停止，不需要进行专门的治疗。

还有一种情况，粗暴的性行为可导致女性阴道黏膜撕裂、损伤，从而导致出血。若出现这种情况，要及时就医，进行阴道修补、止血、消炎等治疗。

很多人都分辨不出接触性出血和排卵期出血，其实，两者还是有区别的：排卵期出血量少，有的仅为咖啡色分泌物，一般半天或2~3天可自行停止；接触性出血多是在性生活后或妇科检查后出现的阴道流血或白带带血。

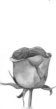

这些疾病会引起阴道出血

引起不正常阴道出血的因素有很多，如情绪不稳定、生活不规律、子宫疾病等。那么，不同的子宫疾病的阴道出血方式有何不同？

子宫病症	异常表现
宫颈糜烂	轻度、中度宫颈糜烂较少有阴道出血，但当宫颈糜烂发展为重度时，性生活后可见出血，轻者多见于白带血丝，重者则出血较多且伴疼痛症状
宫颈息肉	宫颈息肉极小时无明显症状，但当息肉较大时，可引起白带增多、血性白带或接触性出血。在性生活或大便用力后，也可发生少量出血，与早期宫颈癌相似
宫颈癌	接触性出血是宫颈癌的早期症状，往往在性生活后或阴道检查时出血。阴道流血极不规则，一般先少后多，时多时少，但也有个别患者初次接触性出血即为大量，常由小动脉破裂所致
子宫内膜癌	异常阴道出血，合并感染时可有恶臭脓血
卵巢肿瘤	卵巢肿瘤破坏卵巢组织引起性激素分泌异常或肿瘤分泌异常量的性激素均可引起子宫内膜不规则脱落而致异常阴道出血
生殖器炎症	阴道、子宫、输卵管的炎症可引起异常阴道出血，如老年性阴道炎表现为血性白带；子宫内膜炎的主要表现也是不规则阴道出血
子宫肌瘤	常见症状是不规则阴道流血，表现为月经紊乱，周期缩短，经期延长，经量增多等
子宫内膜异位症	子宫内膜异位症常合并子宫肌瘤或子宫肌腺病，卵巢组织如果被破坏或内分泌异常，可引起异常阴道出血

下腹不适不要忍

下腹疼痛，先找原因

下腹疼痛、坠胀对于很多女性来说是屡见不鲜的症状，这些症状和痛经比起来可能是小巫见大巫，显得微不足道，所以很多女性认为忍一忍就过去了。其实，一味的"忍"事业、家庭等其他方面或许能起到一些作用，但对于娇气的子宫等器官来说，却并不是什么好事。

周期性下腹痛，即下腹痛像月经一样有规律可循，且与月经关系匪浅。周期性下腹痛分两种：一种是月经期慢性下腹痛，表现为每次月经来潮前后或者是月经期间，下腹疼痛明显，月经结束后疼痛缓解甚至消失。

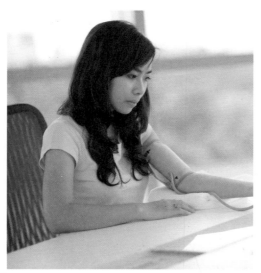

出现月经期慢性下腹痛，多与子宫腺肌病、子宫内膜异位症、子宫肌瘤、宫颈管狭窄或盆腔炎有关，也可能是因为子宫内膜前列腺素浓度增高而引起的。

还有一种是月经间期下腹痛，表现为两次月经之间下腹痛，多数在两次月经的中间日期（排卵期前后）发生，疼痛多位于下腹一侧，常持续 3~4 天，可伴有阴道少量流血，通常是因为排卵导致的，也称为排卵期疼痛。

除上述疾病原因引起的下腹部疼痛外，还有很多不良的生活习惯也会引起下腹部不适，如肚子受凉、吃冰冷寒凉的食物，或者是受到撞击等。

当发现下腹部不适或出现疼痛时，千万不要忍着，要及时就医，同时告知医生不适的部位、性质、持续的时间以及有无其他伴随症状等，以便医生全面了解您的身体，以减少误诊或漏诊的风险，这样才有利于疾病的治疗和康复。倘若一味隐忍，很可能错过最佳的诊疗时机，抱憾终身。

这些子宫内疾病会造成下腹疼痛

常见的子宫疾病都有可能引起下腹疼痛及坠胀，这是因为整个子宫受内生殖器的神经支配，这些神经包括骶前神经丛，大部分在宫颈旁形成骨盆神经丛，分布于宫体、宫颈、膀胱上部等，当子宫出现病变时，就会刺激这些神经而引发疼痛及坠胀感。

急性宫颈炎、慢性宫颈炎、子宫内膜炎等局部炎症可刺激内生殖器的神经丛而引起下腹疼痛，还可伴发阴道内疼痛。还会因局部充血引起肠道功能紊乱，从而加重下腹疼痛及下腹坠胀感，同时还可出现腰骶部疼痛及坠胀感。

对于宫颈癌、子宫恶性肿瘤的患者，癌细胞、肿瘤细胞的扩散会直接侵犯其内生殖器的神经丛，她们会感到明显的下腹痛及腰骶痛。

不同年龄阶段的女性，生理发育情况有所差异，同样，下腹痛的原因也各异。

青春期之前

因为生殖器官尚未发育，因此女性基本上不会出现因为妇科疾病引起的慢性下腹痛。

青春期时

女性的生殖器官逐渐发育完善，此时出现的急性下腹痛多数是原发性痛经、卵巢肿瘤扭转或卵巢囊肿破裂感染等导致的。青春期时也可能出现慢性下腹痛，这通常为女性生殖道发育异常所致，主要跟处女膜闭锁及阴道横隔导致月经经血不能顺利排出有关。

育龄阶段，即性成熟期

此时期出现的下腹痛可能是痛经、异位妊娠、急性盆腔炎、卵巢肿瘤破裂及感染或病理妊娠。如果是慢性下腹痛，多为子宫内膜异位症、子宫炎症及盆腔内炎性粘连。

围绝经期，即更年期

这个阶段的女性，如果被急性下腹痛困扰，可能是卵巢肿瘤破裂及感染。如果是慢性下腹痛，则可能为盆腔内炎性粘连，或晚期恶性肿瘤导致。

一定时间内不孕要找原因

孕育新生命是子宫最重要的使命。孕育生命的过程让孕妈妈倍感幸福，而新生命的诞生也会给家庭带来无限快乐。但是，不少夫妻一直翘首企盼，却总是等不到新生命的消息，愿望屡屡落空。

女性受孕是有一定规律的。研究显示：一名 24 岁女性在保持正常性生活的前提下，1 个月内怀孕概率为 25%，5 个月内提高到 40%，8 个月内为 75%，而 1 年后怀孕概率达到 90%，2 年后孕率达 94.6%，但到第 3 年，孕率仅提高 1.9%。一般来说，备孕女性若 1 年内仍没有怀孕，就应当就医了，极可能患有不孕症。此时，一定要尽早找出不孕的原因，及早治疗。

孕育生命的基本条件是：男女双方的精子、卵子正常，性生活后，精子和卵子在女性生殖道内相遇结合成为受精卵，并在子宫里顺利着床。这些条件缺一不可，否则无法孕育生命。从女性方面来说，引起不孕的原因主要有以下几种：

排卵障碍	不排卵、排卵稀发或排卵功能障碍都会影响受孕能力
输卵管因素	输卵管阻塞、不通畅及功能障碍等。子宫内膜异位症可引起输卵管阻塞、不通畅及功能障碍
黄体功能不全	由于黄体发育不良或过早退化，孕酮分泌不足，或子宫内膜对孕酮反应性降低而引起的分泌期子宫内膜发育迟缓或停滞，或基质和腺体发育不同步而影响受精卵着床而导致不孕
宫颈及免疫因素	由于宫颈黏液过少、过稠，使排卵期宫颈黏液条件不利于精子穿透进入宫腔，是不孕症的一个重要原因
子宫内膜异位症	重度子宫内膜异位症者常有盆腔结构改变，形成盆腔粘连，输卵管、卵巢粘连牵扯，影响输卵管吸卵、输卵的功能，卵巢巧克力囊肿则会影响排卵；轻度子宫内膜异位症患者造成不孕可能与盆腔内环境（如细胞及体液免疫改变、内分泌功能改变）有关
其他因素	生殖道畸形或功能异常造成正常生殖的困难或失败

治疗不孕切忌心急，要及早就诊，配合医生找出不孕的原因，对症治疗才能尽快治愈，顺利怀孕。

贫血也可能和子宫有关系

贫血于我们而言并不是个陌生的词汇，也不是陌生的病症，但总有人张冠李戴，事事想到贫血，却并未真正了解贫血。

那么，到底什么是贫血？贫血是指血液中红血球数量太少，血红素不足。引起贫血的原因有很多，如营养不良导致的缺铁性贫血、球蛋白缺陷所导致的溶血性贫血、失血过多引起的失血性贫血等。

"女人以血为本"。口唇红润、面色光彩照人，这都需要血的滋养。女性一旦贫血，不仅身体健康受到影响，美丽也会大打折扣。

贫血会影响人体内各器官的生理功能，女性如果贫血，常常表现出精神不振、容易疲劳、头晕眼花、心悸等症状。

贫血的女性不仅脸色会变得苍白或暗淡枯黄，没有光泽，唇色、指甲等的颜色也会变得淡白，显得整个人没有血色。贫血还会影响人的睡眠，导致睡眠质量不高，甚至失眠。

另外，贫血的女性在来月经期间月经的颜色比正常情况偏淡并且量少，而且经常手足发麻而且冰冷，尤其是在冬天，特别怕冷。

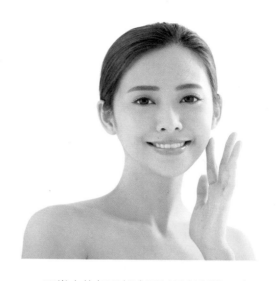

正常人体每天都会通过骨髓制造一定量的血液，同时人体也会有一定的血细胞因为衰老等因素被破坏，但总体来说，产生与破坏的血细胞量基本达到平衡，所以不会出现贫血。但是，当人体失血超过人体造血量时，就会出现贫血。人体在慢性失血时，身体会自动调节，加速造血行动，但如果不及时补充造血原料，则会影响造血量而导致贫血。

不同的子宫疾病多数都可引起不同程度的阴道流血，或使月经量增多、月经经期延长、月经周期缩短，从而使人体处于慢性失血状态。如果人体的出血量超过人体的造血量，人体就会出现贫血。由此可知，子宫疾病和贫血之间也存在着联系。

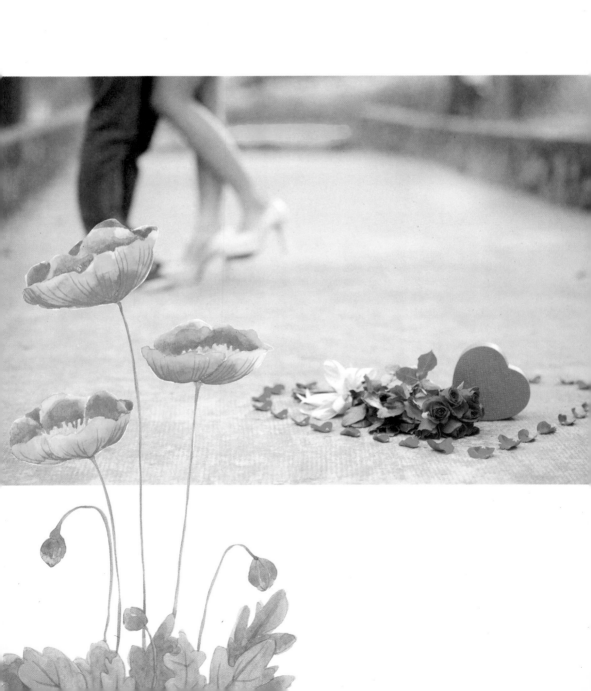

Part 4

细说各种子宫疾病

女性如果受到了子宫疾病的侵袭，

也不要惊慌失措，

要及时就医，

配合医生进行科学的治疗，

避免病情恶化。

宫颈炎

认识宫颈炎

女性特殊的生理结构，决定了她们常常会受到各类妇科疾病的侵袭。在所有妇科疾病中，宫颈疾病患者的比例高达 70% 以上。而在有性生活的女性中，超过 50% 的女性患有不同程度的宫颈疾病。女性的子宫颈上几乎没有痛觉神经分布，所以即使宫颈有了问题，女性一般也感觉不到，或者痛感微乎其微。

大多数女性患上宫颈炎后，症状不明显，有的女性在单位组织的体检中才查出来的，这让病人一脸茫然，"怎么我自己平时一点感觉都没有呢，平时也就是白带稍微多一些啊？"

此外，不孕的女性还要警惕，很多不孕是由宫颈疾病引起的，女性急性宫颈炎症状往往不易发觉，易被忽视而直接演变成慢性宫颈炎。宫颈炎症会导致宫颈黏液黏稠，使得精子难以通过；炎症分泌物还可消耗精子的能量，细菌还会使精子丧失活力，从而造成不孕。所以女性想要孩子，首先要把宫颈炎治好，只有炎症治好了，身体其他方面没有问题，才有可能要孩子。

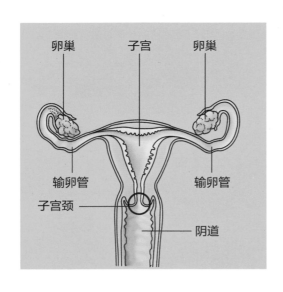

急性宫颈炎与慢性宫颈炎的区别

正常情况下，宫颈具有防御功能，是阻止病原菌进入生殖道的重要防线，但宫颈容易受到分娩、性生活接触及宫腔操作等损伤而发生感染，引起炎症。从病程上看，宫颈炎分为急性宫颈炎和慢性宫颈炎。

急性宫颈炎

为病原体感染宫颈引起的急性炎症，主要见于感染性流产、产褥期感染、不洁性活动、宫颈损伤或阴道异物，致病原体进入而发生感染。

慢性宫颈炎

慢性宫颈炎因病理变化不同，可分为子宫颈糜烂、宫颈肥大、宫颈息肉、宫颈腺囊肿及宫颈黏膜炎。慢性宫颈炎多数是由急性宫颈炎转变而来，这是因为急性宫颈炎治疗不彻底，病原体隐藏于宫颈黏膜，从而形成慢性炎症。

长期慢性机械性刺激也是慢性宫颈炎的重要诱因之一，如性生活过于频繁、习惯性流产、分娩及人工流产手术等使宫颈损伤，导致细菌侵袭而形成炎症。

慢性宫颈炎主要表现为白带增多、呈黏稠的黏液或脓性黏液，外阴瘙痒或灼热感，伴有腰部及下腹部坠痛，有的还伴有经间期出血、性生活后出血等症状，有的伴有尿频、尿急、尿痛等症状。

慢性宫颈炎的几种表现

宫颈息肉

宫颈息肉是慢性宫颈炎的一种表现。宫颈息肉与宫颈糜烂有关，在宫颈长期慢性炎症的刺激下，宫颈黏膜会出现增生，而子宫有一种天然的排除异物的能力，使增生的子宫颈黏膜逐渐自基底部向宫颈外口突出形成息肉。

宫颈息肉很容易被忽略。宫颈息肉体积小时，并未表现出任何症状，往往是在检查其他妇科疾病时才被发现。宫颈息肉体积变大时，大部分女性也缺乏明显症状，即使有症状大多也轻微，主要是少量点滴出血，呈鲜红色，或在性生活后少量出血，有时被误认为是"回经"。虽然少数人的出血量比较多，但因为跟月经相似，常被误认为是月经失调。

虽然宫颈息肉极少发生恶变，但容易复发，一旦发现患有宫颈息肉就应立即摘除，并送病理检查。由于宫颈息肉容易被忽视，建议女性朋友定期做妇科检查，如果身体出现不适能尽早发现，这样对防止病情恶化有益。

宫颈肥大

宫颈肥大是由于长期慢性炎症的刺激，宫颈组织充血、水肿，腺体和间质增生，从而使宫颈呈不同程度肥大及硬度增加。其主要表现为白带增多呈脓性，伴有下腹及腰骶部坠痛，或有尿频、尿急、尿痛等症状。

对于单纯性宫颈肥大一般不需要治疗，但若伴宫颈糜烂或出现白带异常等症状，应一并进行消炎、修复等治疗。伴有症状时，一般轻度可以考虑暂时药物治疗，平时注意局部的卫生和性生活卫生，一般中度以上可以考虑物理治疗。

宫颈腺体囊肿

宫颈腺体囊肿，是慢性宫颈炎的一种病变表现。主要是因为宫颈糜烂愈合过程中，新生的鳞状上皮覆盖宫颈腺管口或深入腺管，使子宫颈腺的腺管口堵塞或腺管变窄甚至阻塞，腺体的分泌物不能顺畅地排出而潴留在腺体内，形成囊肿。

宫颈腺体囊肿若不及时治疗，会使宫颈长期受炎症刺激，从而反复出现充血、水肿的状况，炎性细胞还会出现浸润及结缔组织增生，致使子宫颈肥大。同时，炎症扩散还可引起盆腔炎、附件炎、子宫内膜炎等，严重的甚至导致不孕。此外，在长期炎症刺激下，少数慢性宫颈炎有可能会产生恶变倾向。因此，当发现宫颈腺体囊肿时一定要及时治疗。

慢性宫颈炎的预防知识

宫颈炎的发病率如此高，说明宫颈很脆弱，是子宫最易受感染的部位之一，而且致病细菌凌乱如麻，感染途径多种多样，稍不注意，就有可能被宫颈炎缠上。因此，日常生活中，女性有必要采取措施预防宫颈炎，给健康上好保险。

注意经期卫生

月经期间，女性激素水平短时间低落，子宫颈口微微张开，生殖系统的防御能力明显降低，若不注意卫生，很容易给细菌可乘之机，因此女性月经期间一定要注意卫生保健。

性生活讲卫生

性生活过于频繁、月经期间进行性生活、性生活动作过于猛烈、不洁性生活等，都易使宫颈受到损伤或细菌侵扰而引发宫颈炎。因此，女性日常生活中要做到：性生活有规律、有节制，不要过于频繁；月经期间禁止性生活，人工流产手术、宫腔手术、产后不宜过早进行性生活；每次性生活前后，男女都要养成仔细清洗外生殖器的习惯，同时避免粗暴的性生活。

杜绝性生活混乱

性生活年龄过早或性生活混乱是宫颈炎发病的高危因素，女性要坚决杜绝。

增强免疫力

疾病的滋生与人体免疫力差有很大的关系。人体免疫力增强了，身体防御细菌的能力自然会提高，这就减少了患宫颈炎的机会。

注意个人卫生

宫颈炎的致病细菌随处可见，如指甲缝里的霉菌、洗衣机里的细菌等，都有可能使您患上宫颈炎。因此，女性一定要注意卫生，勤洗澡、勤换衣服尤其是内裤。另外，每2~3天还要用温水清洗阴部，以减少细菌的滋生。

定期做妇科检查

很多妇科疾病，包括宫颈炎在内，在早期症状通常都不太明显，通过定期做妇科检查，可达到早发现、早诊断、早治疗的目的。

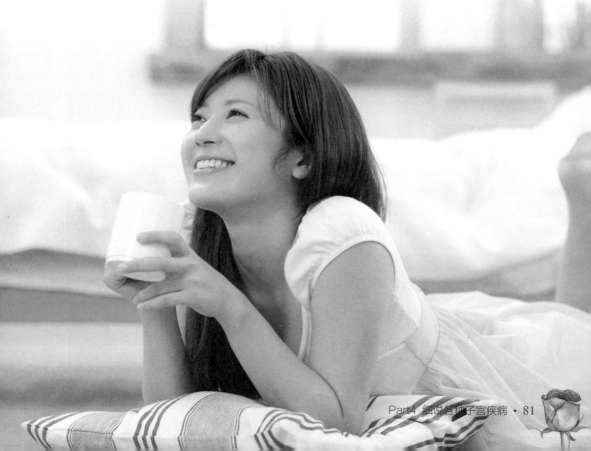

宫颈糜烂

认识宫颈糜烂

宫颈糜烂是女性最常见的生殖器官炎症，很多成年女性都会受到宫颈糜烂的困扰。

宫颈糜烂可以说是慢性宫颈炎的下一站，实际上是慢性宫颈炎的一种表现形式。当宫颈外口表皮脱落，被宫颈口另外一种上皮组织所代替后，由于覆盖面的新生上皮很薄，甚至能看到上方的血管和红色的组织，看上去就像糜烂，所以才称之为宫颈糜烂。

宫颈糜烂的发生是由于分娩、流产、产褥期感染或手术操作、机械刺激，病原体侵入而引起感染导致的。要引起女性重视的是，如果不注意性生活卫生，把病菌带入阴道，则会感染宫颈；对已患宫颈糜烂的妇女则会加重其宫颈炎症，有可能使糜烂面扩大，严重时还会出现性交出血。

患宫颈糜烂后，会导致白带增多、黏稠，偶尔也可能出现脓性、血性白带，伴有腰酸、腹痛及下腹部重坠感，性生活时偶尔会出血或有血丝、异味的出现也是极有可能的。

关于宫颈糜烂的五大误区

对于宫颈糜烂，有些女性感到很陌生，抱着漠不关心的态度，认为不是什么大事；有的女性一听到这个词就感觉害怕，视其为洪水猛兽，认为患上宫颈糜烂就很难怀孕等。其实这两种心态都是错误的，下面就来讲解一下关于宫颈糜烂的五个误区。

❗ 误区一：宫颈糜烂就是宫颈炎

宫颈糜烂并不是宫颈炎，而是慢性宫颈炎最常见的一种病理改变。慢性宫颈炎的病理改变，除了宫颈糜烂外，还表现为宫颈息肉、宫颈黏膜炎、宫颈腺囊肿、宫颈肥大等。

❗ 误区二：宫颈糜烂就是宫颈出现化脓腐烂

很多女性之所以对宫颈糜烂感到恐惧，很大程度上因为被"糜烂"这两个字吓坏了。其实，宫颈糜烂并非真正的糜烂。阴道镜下观察糜烂面，实际上是完整的柱状上皮，因柱状上皮为单层，其下的间质呈红色，故肉眼观察为红色糜烂样。

❗ 误区三：性生活一定会造成宫颈糜烂

的确，宫颈糜烂与性生活密切相关。正常、卫生的性生活一般不会给女性带来危害。因为精液中含有杀菌物质，对阴道可起到消毒作用，同时女性的阴道也有很强的自洁自净能力，可抵御外来病菌的侵袭。因此，只要男女双方在性生活前注意清洁卫生，一般不会造成女性生殖器炎症。

但是，如果性生活不注意清洁卫生，病菌入侵阴道就有了可乘之机，再加上女性宫颈腺体分枝复杂，子宫颈管内膜皱壁多，感染不易彻底清除，这就增加了患宫颈糜烂的可能。另外，多个性伴、经期性生活、性生活刺激强度大等，都是导致宫颈糜烂不可忽视的因素。

❗ 误区四：没有性生活就不会患宫颈糜烂

关于宫颈糜烂的成因，一般认为婚后机械性刺激或损伤，如分娩、人工流产或性生活过于频繁，可造成不同程度的宫颈鳞状上皮破坏，宫颈局部抵抗力降低，易引起宫颈炎症。但是临床发现，没有性生活的女性，仍然存在宫颈糜烂，有时甚至是重度糜烂。由此可见，性生活并非是导致宫颈糜烂的罪魁祸首。

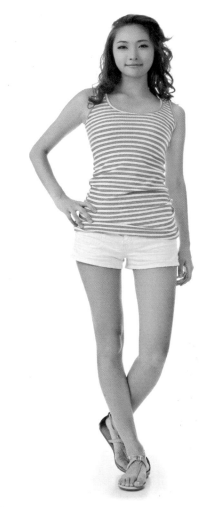

❗ 误区五：得宫颈糜烂后不能怀孕

宫颈糜烂患者常常伴有炎症，而炎症细胞会吞噬精子，同时还能导致宫颈黏液性状的改变，从而妨碍精子穿透宫颈黏液到达子宫腔。精子无法顺利到达宫腔和卵子相遇，受孕也就无法实现。但更多年轻女性的宫颈糜烂只是宫颈上皮细胞类型的改变，并不伴有炎症感染，因此也就不会导致不孕。

什么是深度宫颈糜烂

根据糜烂的面积大小，宫颈糜烂可分为：

轻度宫颈糜烂，指糜烂面小于整个宫颈面积的 1/3；

中度宫颈糜烂，指糜烂面占整个子宫颈面积的 1/3~2/3；

深度宫颈糜烂，指糜烂面占整个子宫颈面积的 2/3 以上。

宫颈糜烂在轻度、中度时表现不是特别明显，很容易被人忽略，通常是发展到深度糜烂时才通过白带得知自己身体不适，然后去医院诊治时检查出深度宫颈糜烂。

深度宫颈糜烂主要表现为白带增多、黏稠、内有血丝，同时还可见接触性出血和阴道不规则出血。深度宫颈糜烂对女性的危害较大。

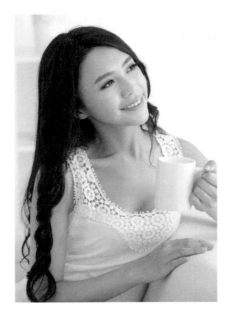

继发感染而引起其他子宫疾病

宫颈长期受到炎症的刺激，会引起多种妇科炎症，如子宫内膜炎、慢性盆腔炎等。如果炎症上行，还会引起泌尿系统疾病，出现尿痛、尿频或排尿困难等刺激症状，严重影响女性生活、工作和学习。

影响受孕

深度宫颈糜烂的患者阴道分泌物增多、黏稠，还有大量白细胞，这些可能影响到精子的活动力，使精子到达子宫的过程变得更加艰难。即使女性可以受孕，由于宫颈对子宫的保护作用降低，孕程中发生流产的概率也会增大。

在治疗宫颈糜烂前，首先应排除目前有无宫颈癌的可能，因为早期的宫颈癌与宫颈糜烂外观十分相似，需要做宫颈涂片来了解有无宫颈恶性疾病的存在。同时，还需请妇科医生排除患者有无阴道、宫颈的炎症，特别是合并性传播疾病，以免造成炎症的加重或影响宫颈创面的愈合。

宫颈癌

认识宫颈癌

宫颈癌是让很多女性闻之色变的一种妇科病症。宫颈癌是发生在子宫颈部的恶性肿瘤，它是最严重的宫颈病变，是三大妇科恶性肿瘤之一，是女性最常见的一种恶性肿瘤。据调查发现，我国每年约有 5 万人因为宫颈癌而死亡。可见，宫颈癌赫然成了女性的健康杀手。因此，预防宫颈癌何等重要！

宫颈癌早期一般没有明显症状，与慢性宫颈炎较难区分，因而常被忽视。年轻女性若患有宫颈癌，常因为性生活频繁而出现性生活后阴道流血或妇科检查后阴道流血。如果是老年女性患有宫颈癌，最直接的表现就是绝经后出现不规则阴道流血。随着病情的发展，宫颈癌中晚期时可出现阴道大出血，甚至出现尿频、尿急、肛门坠胀、下肢肿胀、消瘦贫血以及全身衰竭等症状。此外，白带增多也是宫颈癌的常见症状，开始为黏液样白带、淘米水样白带或血性白带，随着病变的进展，白带变浑浊，呈脓血性，同时还伴有特殊的恶臭。

宫颈癌是一个缓慢的发展过程，从正常宫颈发生炎症到癌前病变，最后到宫颈浸润癌一般需要 6~8 年，其中一部分低级病变还会逆转或自然消失。

宫颈癌的危害

❗ 危害一：对子宫造成致命损伤

随着宫颈癌的发展进程，有的时候不得不采取手术治疗，甚至割掉子宫，这对女性来说，无疑是巨大的打击，不仅剥夺了做母亲的权利，还会给女性带来心理上的阴影。

❗ 危害二：容易使女性产生抑郁情绪

宫颈癌来临后，女性心理会生发出前所未有的压抑感，以致不能正常面对生活、工作，极大地影响了她们的心理健康。

❗ 危害三：可引起身体多部位病变

宫颈癌可直接导致腰腹酸痛、阴道出血及白带恶臭，这是最直接的表现。此外，复发部位的差异性也导致了细枝末节的千差万别，如下腹部或盆壁会出现肿块，下肢会水肿，患者可出现尿频、尿急、尿痛、血尿等症，同时，咳嗽、胸闷、直肠出血也会如影随形。

❗ 危害四：严重影响性生活

宫颈癌使女性的子宫受到严重的创伤，即使治愈，也很可能会在进行性生活时受到刺激而引发炎症，如此一来，很容易使女性在心理上抵触性生活。

宫颈癌的高发人群

早婚早育，有流产史、性病史，拥有多名性伴侣的女性，都是宫颈癌的高发人群。

性生活不洁曾感染性病者

性生活频繁、婚前同居、多次离婚和结婚等情形，以及性生活泛滥导致曾经或者现患有性传播疾病的女性，都会使子宫颈癌发病率显著增加。

性生活低龄者

低于 20 岁（尤其是低于 16 岁）就开始性生活的女性，患宫颈癌的机会增加。

过早分娩或者多次分娩者

过早的阴道分娩，与早期开始性生活一样，发育尚不完全成熟的性器官很容易受到各种有害因素的侵扰；多次分娩或者多次人工流产，也有类似的破坏作用，这种破坏经长期累积之后，可能导致宫颈癌。

有过宫颈病变或其他妇科疾病者

自身免疫系统的缺陷，会使迁延不愈的妇科疾病也可能成为诱因。

由此可见，洁身自好、性伴专一、性生活节制和使用避孕套，对防范宫颈癌的发生有一定的作用。

子宫肌瘤

认识子宫肌瘤

　　子宫肌瘤是女性生殖系统较常见的一种良性肿瘤。我们的身体的各个部位是严密配合、共同作用的，一旦某些部位出现问题，身体就会做出相应的调整，子宫肌瘤也一样，它会引起一些临床症状，通过观察这些临床症状，可以及早发现及早治疗。下面就来讲解一下子宫肌瘤的早期信号。

子宫出血

　　大多数子宫肌瘤患者可出现月经周期缩短、延长，经期血量增多，以及性生活或妇科检查后出血、绝经后阴道出血等。个别子宫肌瘤患者有可能出现月经量减少的情况。

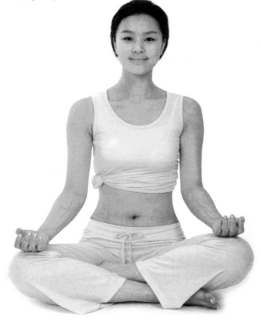

下腹部肿块

　　当浆膜下或壁间肌瘤增大超越盆腔时，可有下腹部包块伴有下坠感。子宫肌瘤一般位于下腹部正中，患者自己触摸时可摸到硬块或有高低不平感。

疼痛

　　一般子宫肌瘤患者常有下腹疼痛、坠胀及腰背酸痛、痛经等，当浆膜下肌瘤蒂扭转时，可出现急性腹痛，肌瘤红色变时，腹痛剧烈且伴发热。

白带异常

　　正常的白带呈蛋清样或白色糊状，无腥臭味，量少，随着月经周期会有轻微变化，但若患有子宫肌瘤，可出现脓血性、血性、水样白带。

子宫肌瘤的危害

子宫肌瘤是一种常见的妇科疾病，发病率也在不断增高，如果不及时治疗，对身体有一定的伤害，需要引起女性朋友的重视。下面认识一下子宫肌瘤的种种危害。

可产生压迫症状

肌瘤向前或向后生长，可压迫膀胱、尿道或直肠，引起尿频、排尿困难、尿潴留或便秘。当肌瘤向两侧生长，则形成阔韧带肌瘤，压迫输尿管时，可引起输尿管或肾盂积水；如压迫盆腔血管及淋巴管，可引起下肢水肿。

有可能导致贫血

子宫肌瘤可导致月经量增多、月经周期缩短等，这就意味着女性的出血量增多，长期如此，易造成女性体内流失的血液过多而造成继发性贫血，甚至引起贫血性心脏病，严重时全身乏力、面色苍白、气短、心慌等。

有可能导致不孕

子宫肌瘤引起的不孕占女性不孕症的1%~2.4%，而子宫肌瘤合并不孕的机率高达27%。不少患者在子宫肌瘤被摘除后又可受孕。另外，肌壁间肌瘤和黏膜下肌瘤常使子宫增大，宫腔弯曲变形，导致流产。

可导致并发炎症

浆膜下肌瘤蒂扭转后易发生肠粘连，可受肠道细菌侵害，发炎的肌瘤与子宫附件粘连，引起化脓性炎症。

可产生癌变

子宫肌瘤如果发生肉瘤变性，瘤体突然发展较快，生长迅速，则肌瘤有恶变的可能。

预防子宫肌瘤的招数

子宫的健康与女性的健康及生命的完整度息息相关，因此，女性朋友要小心呵护自己的子宫，时刻关爱自己的子宫，让自己远离子宫肌瘤。

适当的避孕方式

人工流产次数多会导致子宫肌瘤，因此夫妻双方应积极采取避孕措施，尽量避免或减少人工流产次数。同时，应注意口服避孕药有可能导致内分泌紊乱，增加患子宫肌瘤的风险。

合理饮食

子宫肌瘤是激素依赖性肿瘤，它的发生及生长与日常饮食息息相关，适量补碘有助于子宫肌瘤的预防。含碘较多的食物有海带、紫菜、淡菜等海藻以及海产品等。番茄红素在抑制癌细胞增殖方面比一些维生素更有效，而子宫肌瘤患者血清中番茄红素的含量普遍较低。番茄红素主要来源于西红柿、南瓜、柿子、桃、芒果、葡萄、草莓、柑橘等果实。

愉悦心情

压力过大、过于紧张、情绪抑郁等容易促使雌激素分泌量增多，且作用增强，而子宫肌瘤的发生和生长与雌激素密切相关。因此，女性朋友要注意调节情绪，防止情绪大起大落，尽量做到知足常乐，保持心情愉悦。

和谐的性生活

正常的性刺激可促进神经内分泌正常进行，使人体激素分泌正常。性生活过于频繁或者过少，都容易引起激素水平分泌紊乱，导致盆腔充血，诱发子宫肌瘤。

定期做妇科检查

定期做妇科检查，这是本书反复强调的一件事情，因为它的意义实在非同一般。定期进行检查，可以发现身体的异常情况，如月经不规律、月经量过多等情况，及早发现及早治疗，把一些疾病扼杀在萌芽状态。

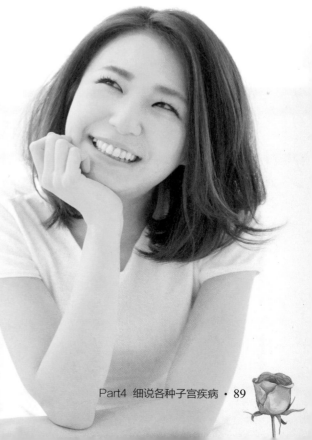

子宫内膜异位

认识子宫内膜异位

女性的生殖系统因为器官较多，构造较为复杂，同时又比较脆弱，所以较容易发生病变。

子宫是一座宫殿，宫殿里的墙面覆盖着一层膜样组织，这就是子宫内膜。但是，因为某种因素，子宫内膜有时候"跑到"身体的其他地方生长，这就是子宫内膜异位症。

子宫内膜异位症是最复杂的妇科疾病之一，让许多妇产科医生觉得很棘手，因为它很容易导致粘连，还防不胜防，四处流散，治疗之后又很容易复发。因此，女性朋友一定要倍加关注自己的子宫健康，让子宫内膜长对地方。

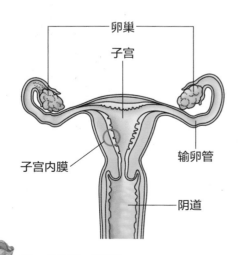

卵巢
子宫
子宫内膜
输卵管
阴道

子宫内膜异位的症状

在临床上，子宫内膜异位症最明显的症状是痛经和不孕。

痛经

游走的子宫内膜虽然长在身体的其他地方，但它们跟在宫殿内墙壁上的子宫内膜一样，随着体内激素的变化可出现局部的剥落出血，跟月经来潮一样，每月一次。但是，游走的子宫内膜脱落通常伴有强烈的疼痛，而且是继发性的，可发生在月经前、月经时及月经后。有的痛经疼痛难忍，需卧床休息或服用止痛药物，疼痛常随着月经周期而加重。

不孕

子宫内膜一旦从子宫中"出逃"，在盆腔、腹腔里"安营扎寨"，它过强的"生命力"就会惹出无穷无尽的麻烦，如引起输卵管周围粘连而影响卵细胞捡拾，或者导致管腔堵塞等，甚至剥夺女性做母亲的权利。

除此之外，子宫内膜生长的地方不同，还可出现不同的症状，如内在性子宫内膜异位症常出现月经量增多、经期延长的症状；发生于子宫直肠窝、阴道直肠膈的子宫内膜异位症，使周围组织肿胀而影响性生活；子宫直肠窝及直肠附近子宫内膜异位症可导致大便坠胀；子宫内膜异位至膀胱者，有周期性尿频、尿痛症状等。

子宫内膜异位的诱因

子宫并不是一个密闭的空间，子宫的左右两侧是输卵管，而输卵管是通往腹腔的要道。正常情况下，子宫内膜在激素的指挥下，每个月脱落一次，并且通过阴道排出体外。但是，有的子宫内膜很有个性，不听指挥，要反其道而行之，一路逆流至输卵管，并通过输卵管到达腹腔、卵巢、直肠等部位，在那里扎根并繁殖。

那么，是什么因素让子宫内膜不听指挥，反其道而行之呢？

月经疾病

月经期间腹痛，特别是伴有剧烈腹痛时，由于血中的前列腺素分泌增多，可引起子宫强烈收缩，从而容易使经血与子宫内膜碎片发生逆流，为其游走增加机会。

不注重经期卫生

月经期间，子宫比较敏感，如果过分激动、紧张易怒、劳累过度、剧烈运动以及性生活、不必要的妇科内诊检查等，都有可能增加经血和子宫内膜逆流的机会，而使子宫内膜在身体其他地方生根发芽。

多次人工流产手术

多次做人工流产手术会使子宫腔内压力改变，子宫收缩，很难避免子宫内膜碎片和血液通过输卵管进入盆腔、子宫肌壁、腹壁等部位。

子宫位置不正

正常子宫位置为前倾前屈，以利于经血流出，如果子宫后倾后屈，尤其程度较重者，容易造成经血流出不畅，积聚子宫腔，使子宫腔内的压力增加，给经血逆流进入腹腔创造了条件。

生殖器官异常

先天发育异常如子宫颈闭塞、阴道横膈、处女膜闭锁等都有可能导致经血逆流，进入盆腔。

子宫内膜异位的预防

子宫内膜不安分地待在子宫里，而偷偷跑出来，在身体的其他地方落脚，会给女性朋友的健康带来影响。因此，在平日里防止子宫内膜逃离子宫，也是女性的必修课之一。

注意经期卫生

避免月经期情绪波动、剧烈运动、过度劳累、月经期性生活等，以免造成经血逆流，形成子宫内膜异位症。另外，月经期间避免做妇科手术和不必要的妇科内诊检查，以免造成经血倒流，诱发子宫内膜异位症。

要避免意外怀孕而做人工流产手术

人工流产手术是子宫内膜异位症的一大诱因，因此平时要注意采取正确的避孕措施，避免意外怀孕。

及时矫正先天性生殖器官畸形

及时矫正过度后屈子宫及宫颈管狭窄，使经血引流通畅，避免淤积引起倒流，从而达到预防的目的。

生育与子宫内膜异位

从生理角度来看，适时怀孕及至生育，能缓解子宫内膜异位。上文已经说过，子宫内膜组织出现在子宫腔以外的其他地方，这些"出走"的子宫内膜在在卵巢激素的作用下，也会周期性出血。怀孕后，体内孕激素增加，子宫内膜的生长就会被抑制住，甚至萎缩，那么周期性出血的现象就缓解了。

生产后，子宫内膜的修复也需要一个过程。分娩后，胎盘和胎膜会完全与子宫壁分离。子宫蜕膜经由阴道排出后，子宫内膜的基底层就会长出一层新的子宫内膜，一般 10 天左右，除了胎盘附着面外，子宫腔会全部被新的内膜所覆盖。分娩后，胎盘附着面部分的子宫壁大概有手掌大，随着胎盘附着物的排出，子宫壁会逐渐缩小，约在产后 2 周，直径能缩小到 3~4 厘米，产后 6~8 周才能完全愈合。

子宫内膜癌

认识子宫内膜癌

在伤害女性子宫、威胁女性健康的癌症中，除了乳腺癌、宫颈癌，还有子宫内膜癌。子宫内膜癌是女性生殖道常见的三大恶性肿瘤之一。

子宫内膜癌多见于 50 岁以上女性，平均发病年龄为 59 岁，75% 的患者发生于绝经后。也许有的女性会说，我还年轻，子宫内膜癌离我远着呢。保持良好心态对预防癌症是有利的，但是，并不意味着可以放松警惕。因为稍加不注意，细菌就会侵袭子宫，让癌症离您很近。

更年期时，由于月经逐渐消失，不少女性会松一口气，觉得不来月经了，就不用忍受痛经了。也有的人认为月经消失了，意味着子宫和卵巢开始萎缩，生殖系统疾病也就不会缠上我了。其实，这些想法都是错误的，更年期的女性更要善待和重视子宫，因为有些子宫疾病是在绝经后出现的，如子宫内膜癌。

子宫内膜癌是绝经后女性的一种常见恶性肿瘤，高发年龄一般为 60 岁左右。具体表现就是在围绝经期表现为子宫异常出血，绝经后有异常分泌物、出血、下腹部和腰骶部疼痛。尤其是更年期之前有不育、未孕、绝经晚、多囊卵巢、子宫内膜不典型增生病史的女性，是子宫内膜癌的"高危"人群，需要提高警惕，留意身上的蛛丝马迹，做到及早发现，及时治疗。

胖人罹患子宫内膜癌的风险高

当您的体重连续增加 22 千克或超过正常体重的 40%，就要考虑控制体重的问题了。因为，肥胖也是子宫内膜癌的重要诱因。肥胖是体内不平衡的表现，人体大量的脂肪增加了雌激素的储存，脂肪还利于雄激素芳香化，增加血中雌激素含量，从而导致子宫内膜增生甚至发生癌变。

子宫内膜癌的早期症状

子宫内膜癌在极早期虽然症状不明显，但身体上的一些异常变化有可能是子宫内膜癌的征兆，当身体出现以下状况时要及时就医，做子宫内膜检查。

绝经期前后的不规则阴道出血是子宫内膜癌的最明显症状。绝经后的女性若患子宫内膜癌，多表现为持续或间断性阴道出血，出血量为少量至中等量，一般很少有大量出血，也无接触性出血。当子宫内膜癌发展至晚期时，血中可夹杂有烂肉样组织。

子宫内膜癌初期可能仅有少量血性白带，但发展到后期，可发生感染、坏死，故而有大量恶臭的脓血样液体排出。

由于癌肿及出血与排液的淤积，可刺激子宫不规则收缩而引发阵发性疼痛。在早期，疼痛可能不太明显，这就需要女性朋友留心观察自己的身体了。

- -

子宫内膜癌的预防

日常生活中，只要我们养成良好的生活习惯，关爱呵护子宫，保持身体健康，就能有效预防子宫内膜癌。

常喝鲜豆浆

豆浆被誉为"植物性牛奶"，其所含蛋白质的氨基酸成分比较接近完全蛋白质，属于优质蛋白质。豆浆中还含有丰富的不饱和脂肪酸、黄豆皂苷、异黄酮、卵磷脂、铁、B族维生素等几十种营养素，对增强子宫力有显著功效，可提高人体抵御癌细胞的能力。

常喝绿茶

子宫内膜癌是一种激素依赖性肿瘤，过量的雌激素是其主要诱因。绿茶能通过降低体内的雌激素水平而降低发生子宫内膜癌的风险。另外，绿茶中的茶多酚复合物可增强淋巴细胞增殖，增强人体免疫功能。

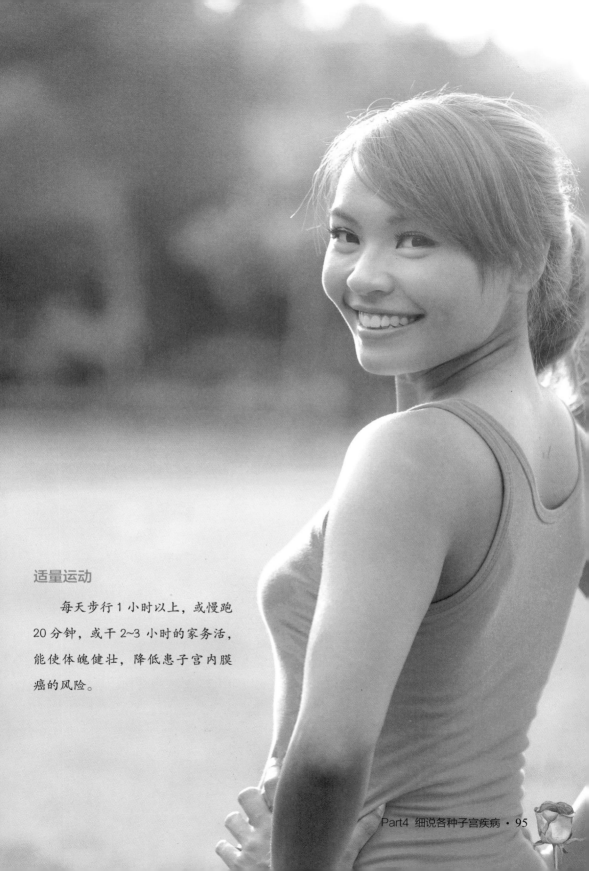

适量运动

　　每天步行 1 小时以上，或慢跑 20 分钟，或干 2~3 小时的家务活，能使体魄健壮，降低患子宫内膜癌的风险。

子宫内膜癌的预后护理

子宫内膜癌的预后护理很关键。当确诊子宫内膜癌后，患者首先要保持心情舒畅，树立战胜疾病的信心。通常，确诊为癌症后，不仅患者心理负担重，家人也可能会笼罩在悲伤的氛围中，其实这对治疗疾病没有任何好处，只会增加患者对疾病的恐惧，造成患者情绪上的抑郁，使其茶饭不思、彻夜难眠。

保持良好心态

子宫内膜癌的病程发展相对缓慢，是女性恶性肿瘤预后较好的一种，患者如能减轻顾虑，树立信心，积极配合治疗，保持良好的心态，可取得较好的治疗效果。

当然，家人的鼓励支持和关心爱护也能帮助患者树立信心。要知道，信心和开心是疾病康复的重要条件。

合理饮食

术后，患者要注意合理饮食，保证大便通畅。为预防阴道残端出血、肠粘连，患者应保持大便通畅，多吃高钙、高蛋白、高维生素、易消化且富含膳食纤维的食品，如牛奶、海产品、豆腐、水果、蔬菜等，要忌吃辣椒、葱、姜、蒜、花椒、酒等刺激性食物及饮品。

定期复查

术后要定期复诊。因为恶性肿瘤易复发，所以患者手术后要定期复诊。

子宫肉瘤

认识子宫肉瘤

子宫肉瘤是一种少见的女性生殖器官恶性肿瘤，恶性肿瘤分为"癌症"和"肉瘤"两种。围绕整个子宫腔的子宫壁是由子宫内膜、肌肉、浆膜（外膜）构成。子宫内膜里长的恶性肿瘤就是属于子宫内膜癌，肌肉里长的恶性肿瘤就属于子宫肉瘤。

子宫内膜癌发病的主要原因与女性激素水平过高，以及肥胖、糖尿病、高血压等有关，子宫肉瘤的发病原因现在还不是很清楚。本病发病率低，但发病年龄跨度很大，闭经后 50 岁左右的女性也时有发现。

子宫肌瘤与子宫肉瘤的区别

子宫肉瘤、子宫肌瘤，虽然是一字之差，但两者之间却有着天壤之别。

	子宫肌瘤	子宫肉瘤
性质的差异	女性生殖器中最常见的良性肿瘤	是一种罕见的、恶性程度高的子宫恶性肿瘤，可继发于子宫平滑肌瘤
发病部位	主要是由于子宫平滑肌细胞增生而形成，其中有少量结缔组织纤维仅作为一种支持组织而存在，也叫子宫平滑肌瘤	来源于子宫肌层或基层内结缔组织和子宫内膜间质，根据其组织来源可分为子宫平滑肌瘤、子宫内膜间质肉瘤、恶性中胚叶混合瘤
好发年龄	一般在 30~50 岁女性中发病率较高	好发于围绝经期女性，多发年龄为 50 岁左右
诱发因素	发病与女性雌激素、孕激素有关，属于激素依赖性肿瘤，会随着激素水平的降低而逐渐萎缩	发病原因目前还没有具体的定论
症状表现	无明显症状，常在妇科检查或手术时被偶然发现，主要症状是月经量增多、月经周期改变、不规则阴道出血，通常没有疼痛症状，但若肌瘤发生病变或带蒂肌瘤发生扭转等可引起急性腹痛，子宫肌瘤可压迫膀胱、输尿管、直肠，导致尿频、排尿障碍、尿潴留等	主要表现为绝经后阴道流血或月经异常、腹部有包块且包块迅速增大，通常患有子宫肉瘤的患者都会出现子宫增大、腹痛，以及阴道分泌物增多，出现浆液性、血性或白色的分泌物，合并感染时还会出现脓性、恶臭白带。晚期患者可有消瘦、贫血、发热、全身衰竭等情况

子宫肉瘤的早期症状

子宫肉瘤一般无特殊症状，可表现为类似子宫肌瘤或子宫内膜息肉的症状。

1.阴道不规则出血为最常见的症状。在绝经前患者表现为月经量多、经期延长、阴道不规则出血等。绝经后患者则表现为阴道出血。

2.因肿瘤生长迅速或压迫邻近脏器而表现为下腹疼痛、下坠等不适感。

3.压迫症状。肿物较大时则压迫膀胱或直肠，出现尿急、尿频、尿潴留、便秘等症状。如压迫盆腔则影响下肢静脉和淋巴回流，出现下肢水肿等症状。

4.子宫恶性中胚叶混合瘤常伴发肥胖、糖尿病、不育等。

5.其他症状。晚期可出现消瘦、全身乏力、贫血、低热等症状。

因为子宫肉瘤的早期症状并不明显，而且与子宫肌瘤的症状相似，所以很容易被忽视。女性朋友要及时做妇科检查，诊断是否是子宫肉瘤。

子宫肉瘤的预防与治疗

"病来如山倒，病去如抽丝"，很多病症都有一个逐渐积累的过程，如果做好相关的预防措施，就与能够在一定程度上避免或延缓疾病的发生。那么，如何预防子宫肉瘤呢？

1.子宫肉瘤好发于围绝经期的女性，而且早期发现与诊断较为困难，因此绝经期前后的女性最好每半年做一次盆腔检查及其他辅助检查，以期早发现早治疗。

2.任何年龄的妇女，如有阴道异常分泌物或下腹不适，需及时就诊。

3.如果出现盆腔良性病变时，应避免不加选择地采用放射治疗，过多接触放射线，有可能导致肉瘤的发生。

如果不幸罹患子宫肉瘤，就要积极接受治疗。子宫肉瘤的治疗，目前提倡以手术全部切除治疗为主，辅以放疗、化疗及激素治疗的综合治疗。

总的说来，子宫肉瘤的治疗应以彻底手术治疗为主，术后辅以放疗可提高其疗效，化疗可作为综合治疗措施之一，酌情应用。对晚期或复发肉瘤患者可以进行姑息治疗，以延长寿命。某些复发肉瘤经再次手术或放疗，仍可明显提高生存时间。低度恶性的子宫平滑肌肉瘤放疗有助于改善预后。

子宫脱垂

认识子宫脱垂

正常情况下，子宫"藏"在女性的小腹里面，陪伴女性一生，默默承担起孕育和月经的大任，但是，一旦受到伤害，子宫很可能用"离家出走"的方式——子宫脱垂来告诉您，请对它多一些关爱和呵护。

子宫脱垂是子宫从正常位置沿阴道下降，子宫颈外口达坐骨棘水平以下，甚至子宫全部脱出于阴道口外。

单纯的子宫脱垂并不会像心脑血管疾病及肿瘤那样危及生命，但如果长期不进行治疗，很可能使病情加重，从而影响正常生活。例如，子宫脱垂导致的尿失禁可造成局部的湿疹、感染、褥疮等，而且尿失禁的异味，会使人尴尬，从而影响到患者的社交和心理健康；脱出的子宫由于长期摩擦、暴露，可使宫颈肥大、上皮角化、干燥、溃疡或继发感染。因此，女性一定要重视子宫脱垂。

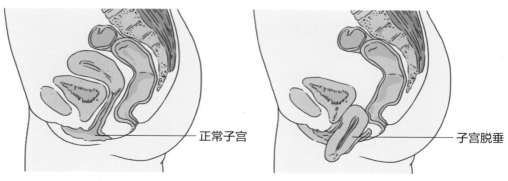

正常子宫　　　　　　　　　　　　　　子宫脱垂

子宫脱垂的症状

其实对于所有疾病来说，在预防上都有一条颠扑不破的准则——早发现、早治疗，如果能及早发现子宫脱垂，及早治疗，能避免很多严重的后果。那么，如何才能发现子宫脱垂呢？子宫脱垂一般都会出现一些症状，当发现这些症状时一定要及时就医。

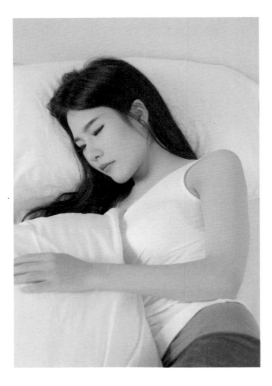

阴道肿物脱出

Ⅱ度以下患者在劳动后、站立、蹲位或咳嗽时自觉有肿物自阴道脱出，平卧休息时能自行回缩。Ⅲ度子宫脱垂时脱出物休息时也不能自行回缩，需用手还纳。

阴道分泌物异常

子宫脱垂后，白带增多，有时呈黄脓样或血水状。

泌尿系症状

当咳嗽、打喷嚏、大笑甚至走路时，小便会不自觉流出；受尿液的经常刺激，外阴可继发感染，变得红、肿、痛、痒；解尿不畅，而且尿频、尿急、尿痛，有的人需要翘起臀部，用力挤才能解出小便。

下坠感及腰骶痛

大部分患者最早症状为腰骶部疼痛或下坠不适感，久站、走路与劳动时加剧，平卧时症状可减轻或消失。这是由于子宫下垂牵拉其周围的支持组织，以及继发的盆腔瘀血所造成的。

便秘、腹胀

当子宫Ⅱ度以上脱垂时，阴道后壁亦可膨出，直肠随之膨出，呈S状弯曲，大便则不能顺利通过，造成便秘、排便困难，有时弯曲过度还可造成排气困难、腹胀等。

子宫脱垂的预防

对于所有疾病来说，都是预防强于治疗，子宫脱垂也是如此。那么子宫脱垂具体的预防方法有哪些呢？

产褥期

分娩时，过早屏气用力、急产、滞产等都有可能使子宫韧带、子宫旁组织和骨盆底肌肉与筋膜过度伸展或撕裂，若产后恢复不良，将影响子宫支持，成为日后子宫脱垂的主要因素。因此，新妈妈要保证产后的营养和休息，避免重体力劳动和长时间的蹲、站势劳动；加强妊娠、产褥期的卫生保健，严禁在产褥期性交；产后要及时复查，若发现问题要及时纠正。

哺乳期

哺乳期不宜过长，一般不超过 2 年，以免子宫及周围支持组织萎缩。

更年期

更年期后，由于组织器官开始衰老，肌张力失去弹性，从而引发子宫下垂，所以更年期女性应当特别注意锻炼身体，增强体质，防止早衰，同时注意加强营养。

更年期女性可常做提肛运动，帮助预防子宫脱垂。提肛肌运动的具体方法：患者取自然体位（坐、卧、立均可），用力使盆腔底肌肉紧缩，像忍大便或小便动作那样，继而放松，如此一紧一松的动作，每日 2 次，每次 15 分钟。

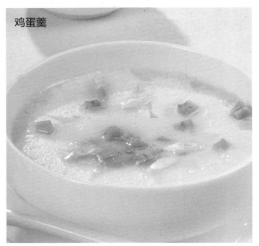
鸡蛋羹

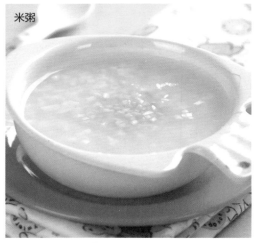
米粥

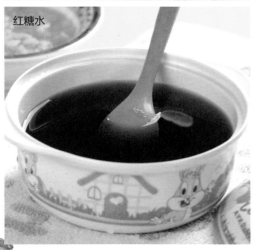
红糖水

子宫脱垂的日常保养

1.当发现自己患有子宫脱垂时，不要紧张，要保持心情舒畅，劳逸结合，增强体质，以提高人体免疫力，这样能有效预防继发感染。

2.保持大便通畅，及时治疗咳嗽、便秘等病。

3.适当休息，减轻体力劳动，综合治疗，持之以恒。

4.轻度子宫脱垂患者，应减少性交次数，中、重度子宫脱垂患者，要禁止同房，直至病愈。Ⅲ度子宫脱垂患者，单纯药物治疗，效果不理想，应考虑手术治疗。

5.子宫脱垂患者在饮食上要注意加强营养，多吃高蛋白、高热量食物，如鸡汤、羊汤、鸡蛋羹、红糖水、米粥等。为避免大便干结，排便时减少腹压，饮食中应多进水分，多吃蔬菜和水果等富含膳食纤维的食物，非糖尿病患者还可补充一些蜂蜜帮助通便。长期患有子宫脱垂的患者，常因摩擦造成局部损伤，故应忌食辛辣刺激之品，如葱、蒜、辣椒、醇酒等，以免诱发局部感染。

功能失调性子宫出血

认识功能失调性子宫出血

功能失调性子宫出血这个概念比较拗口，很多女性对其知之甚少，有的还以为是月经失调，所以不够重视。其实，长期功能失调性子宫出血对身体的影响不小，需要引起关注。

功能失调性子宫出血是指在无妊娠，无生殖系统肿瘤、炎症、外伤，或无全身性出血疾病等情况下，而出现的月经周期或量的不正常所致的出血，它是由于性激素分泌功能的失调引起的。当分泌功能经过调整复原时，出血停止，月经周期即可恢复正常。

不规则子宫出血	多发生于青春期和更年期女性，其出血特点是月经周期紊乱，经期延长，血量增多，流血时间、出血量及间隔时间都不规律，往往在短时间的闭经后，发生子宫出血
月经周期缩短	流血时间和流血量可能正常，但月经周期缩短，一般少于 21 天，可以发生于各种年龄的女性
月经过多	一是经血量多，尤其第 2~3 天更多，伴有血块，1 次月经失血总量达 500~600 毫升，周期正常；二是经期延长，需 10~20 日经血方可干净，经量不一定多
月经间期出血	两次月经期中间出现子宫出血，流血量少，常不被注意，多发生于月经周期的 12~16 天，持续 1~2 小时至 1~2 天，很少达到月经量，常被认为是月经过频
绝经期后子宫出血	闭经 1 年以后，又发生子宫出血，出血量少，点滴而行，但由于绝经期后子宫恶性肿瘤发病率高，故应到医院排除恶性肿瘤的可能性

功能失调性子宫出血的预防与治疗

预防策略

1. 保持身体健康是避免发生功能失调性子宫出血的关键，因此，不论哪个年龄阶段的女性都要预防全身疾病的发生，注意劳逸结合，锻炼身体，增强体质。

2. 平时要注意调整情绪，避免精神抑郁、易怒、焦躁、激动等不良情绪，要知道好心情是预防和治疗疾病的"良药"。

3. 月经期间要注意个人卫生，勤换卫生巾和内裤，每2~3天坚持用温水清洗外阴，以预防感染。同时还要注意适量运动，剧烈运动会造成出血量增多。

4. 青春期少女随着身体发育的需要，能量消耗很大，需要增加营养，多补充蛋白质、微量元素锌、铁及维生素A、B族维生素、维生素C、维生素E等，这不仅是身体发育的需要，也是卵巢发育的需要，对促进卵巢发育，预防青春期功能性子宫出血的发生有重要作用。

5. 各种酒类以及含乙醇的饮料均有活血作用，饮食后会扩张血管，加快血行，导致子宫出血量增加，因此女性不宜饮酒，尤其是在月经期间，以免导致经血量增加。月经期间也应忌食辣椒、胡椒、蒜、葱、姜、蒜苗、韭菜、花椒等食物，以免刺激子宫充血，加重出血。

治疗策略

当发生功能失调性子宫出血时，一般应根据患者的年龄、功血类型、内膜病理、生育要求等制订治疗方案，包括祛除病因、迅速止血、调整月经、恢复功能及避免复发等方面。

出现功能失调性子宫出血的原因，主要是下丘脑－垂体－卵巢轴的功能紊乱，特别是无排卵型功血的患者由于无孕激素的分泌，造成子宫内膜不能呈分泌期改变，子宫无法通过正常收缩闭合螺旋小动脉而导致出血不止。因此，如果能够让内膜完全脱落或修复，即可达到止血目的。通常采取药物疗法（如增加雌激素）或刮宫手术使子宫内膜快速脱落，达到止血目的，然后再调理月经，使月经规律。

在止血的同时，通常会合并使用抗感染药物。长期功能失调性子宫出血的女性可引起贫血，导致抵抗力低下，易致感染；另外，流血容易导致生殖道逆行感染。所以平时做好抗感染工作非常必要。

对于已经完成生育要求、严重月经过多，且药物治疗无效的女性，多采用子宫切除术。

子宫肥大症

认识子宫肥大症

不少人听说过子宫发育不全，但对子宫肥大症却知之甚少。子宫肥大症指子宫均匀增大，肌层厚度超过 2.5 厘米以上，伴有不等程度子宫出血的一种疾病。

子宫肥大症的临床表现主要为来月经时，出血量较多，且持续数天无明显变化，或者是月经期延长，但血量不多。也有的患者表现为月经周期缩短至 20 天。子宫肥大症患者月经期间通常伴有小腹坠痛、腰痛等症状，非月经期间的表现则为白带量多。

子宫肥大症造成的后果主要为月经量增多、经期延长、贫血、继发感染、盆腔痛等。因此，子宫肥大症需要治疗，采取止血、抗感染等对症处理措施。如果流血过多，时间较长，难以止血，必要时需要做子宫切除手术。另外，子宫肥大症可引起腰痛、腹痛等，对正常生活有影响。所以，子宫肥大症患者千万不要掉以轻心。

子宫肥大症的预防

子宫肥大症的发病原因是多方面的，如多产妇慢性子宫复旧不全、卵巢功能障碍、生殖器官炎症、盆腔瘀血、子宫基层血管硬化等。有些子宫肥大症因疾病而起，预防起来比较难，但有的是可以预防的。例如，做好计划生育，预防产后感染，产后子宫收缩不良者及时给予子宫收缩药物；注意产后适当俯卧或膝胸卧位及产后运动，以防子宫后倒，减少盆腔瘀血；积极治疗卵巢功能失调，避免雌激素的持续刺激等。

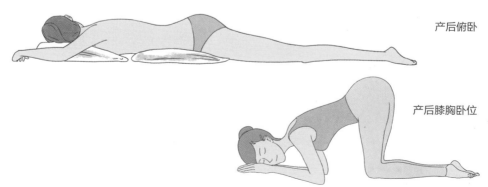

产后俯卧

产后膝胸卧位

因病切除子宫需三思

切除子宫危害大

许多罹患子宫疾病的女性理所当然的认为，现在的医学技术这么发达，如果子宫疾病治疗起来比较棘手，可以选择切掉子宫。其实，子宫是女性的特征，是美丽的源泉，是孕育生命的土壤，对女性的健康和生命完整度有着极为重要的意义，不论什么条件下，都不能轻易放弃子宫。

子宫切除会给女性带来许多伤害，不仅有身体方面的，还有精神方面的。如果因为疾病需要而进行子宫切除手术，那么，一定要在手术前认真了解子宫切除后的危害，做好没有子宫的准备。

更年期提前

子宫切除不仅破坏了绝经前子宫与卵巢间的内分泌动态平衡，而且可使卵巢功能发生衰退的现象。由于卵巢血运供应相当部分来自子宫动脉的上行支，虽然对绝经前女性的子宫切除术尽量保留卵巢组织，但由于临近血管的结扎，仍会影响到卵巢的血运，从而降低卵巢的功能，使血清雌激素水平骤然下降，缺乏逐渐适应的过程，故使更年期症状明显提前，皮肤变得粗糙、黯淡无光等。

研究发现，切除子宫的女性要比正常的同龄女性卵巢衰竭早4年，也就是说子宫被切除的越早，卵巢衰竭出现的时间就会越早，而且出现重度更年期症状的患者会增加34%。

性欲下降

很多女性会在子宫切除后经历不同程度的性功能降低，主要表现为：性欲缺乏、性生活次数减少、性高潮困难等。在进行性生活的过程中，因为男性生殖器对女性阴道、宫颈口的刺激，会使子宫收缩，让女性体验性快感。子宫切除后，女性就无法体会到这一快感了。

另外，子宫切除后会加快卵巢衰老，而卵巢衰老意味着雌激素缺乏，可出现乳房萎缩、阴道干涩及性欲下降等表现，会对性生活造成一定影响。

身材改变

子宫切除时，子宫韧带也难以幸免，而子宫韧带是固定骨盆的重要物质之一。因此，切除子宫后容易发现骨盆内骨骼和器官的非正常移动，变宽，从而影响到臀部、背部下端及骨骼的结构，因此影响到身材。

精神抑郁

子宫及卵巢的内分泌调节与中枢神经系统形成一个反馈系统。切除子宫后，这种反馈环节被破坏，特别是雌激素水平下降时会干扰中枢神经递质的正常分泌和代谢，可引起不同程度的焦虑抑郁症状，出现情绪低落、心情焦虑、缺乏兴趣、失眠多梦、记忆力减退等表现，从而降低妇女的生活质量。

增加骨质疏松风险

子宫切除加速了卵巢衰老，或子宫切除的同时进行了卵巢切除，都会影响人体的雌激素水平。雌激素可提高钙在肠道的吸收，而子宫切除后，人体对钙的吸收变少，易发骨质疏松。

被疼痛缠身

有的女性认为，切除子宫之后就再也不用遭受痛经之罪了。其实，子宫切除后，许多女性的神经路径产生了一种永久的剧烈疼痛，疼痛感从腰部经臀部向膝盖往下扩散，让女性坐立不安，行走时也摆脱不了疼痛。另外，子宫切除有可能使骨盆神经受损，使女性感觉阴道像周期性电击一样难受。

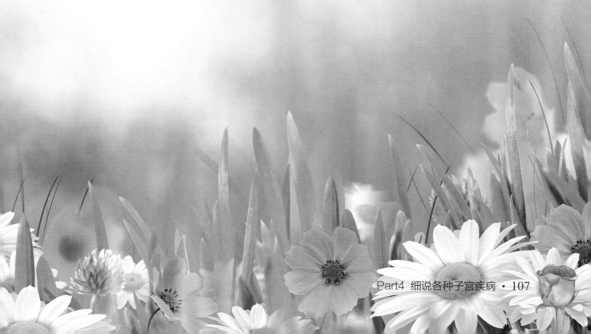

泌尿系统症状增加

女性泌尿系统与生殖系统具有同源性，同为雌激素依赖性器官。切除子宫后雌激素水平下降，可使尿道周围弹力组织变薄，出现尿失禁，尿道黏膜萎缩，抵抗力下降，易诱发尿路感染，出现尿频、尿急、尿痛等一系列尿路刺激症状。

心理上的阴影

子宫切除后，很多女性会觉得自己是"假女人""空女人""半个女人"，心理的焦虑、烦躁、情绪失控随之而来，影响家庭的和谐、安宁。

这些情况下必须切除子宫

当一些妇科癌症或某些严重的大出血危及生命，经过保守治疗又无效，切除子宫是唯一可行的治疗方法时，才能切除子宫。

怀孕后的大出血	有时因为前置胎盘、胎盘早期脱离、子宫收缩无力、子宫破裂等，造成产后血崩，此时在紧急状况下，为了避免持续的出血，需要子宫全切除
子宫恶性肿瘤	以宫颈癌、子宫内膜癌、卵巢癌为例，除个别极早期发现的病例外，做手术都要切除子宫。对于宫颈癌和子宫内膜癌的癌前病变，如果患者有生育要求，可根据病情尽可能保留子宫，待生育后再考虑进行子宫切除术
良性肿瘤过大，影响其他生理机能	常见的子宫肌瘤发病率在 30%~40% 或更高，大多数患者受到的影响不大，不需要服药或手术治疗。但如果子宫肌瘤过大，腹部相当于怀孕 2.5~3 个月大小，增大的子宫可压迫其他器官并影响其功能，例如向前压迫膀胱造成尿频、尿急、小便次数多的症状，向后压迫直肠造成大便次数多的问题，向两侧压迫输尿管造成不通畅而引起肾积水进而影响肾功能，这时就需要进行子宫切除了
重度子宫脱垂	多见于老年妇女，可切除子宫
无法控制的感染	修补如盆腔感染，也很可能需要将子宫切除

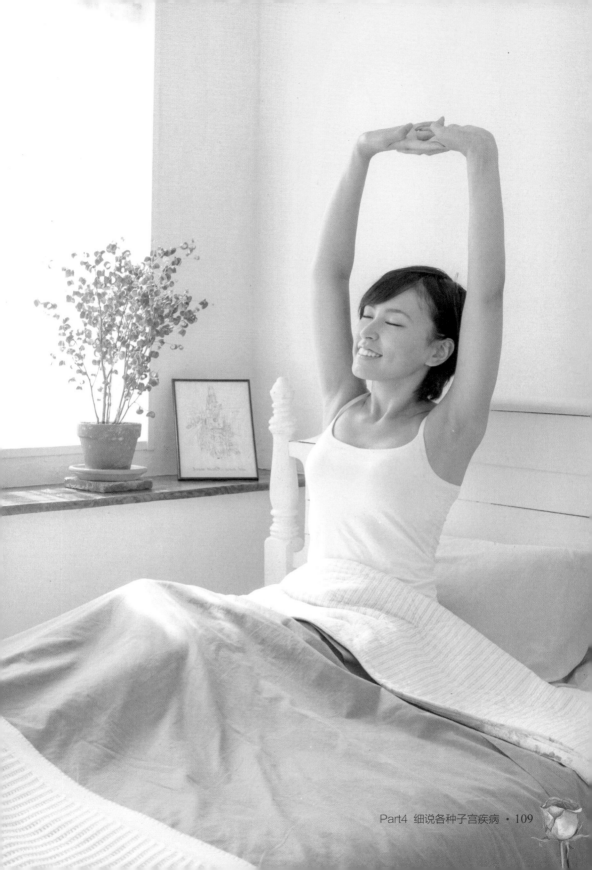

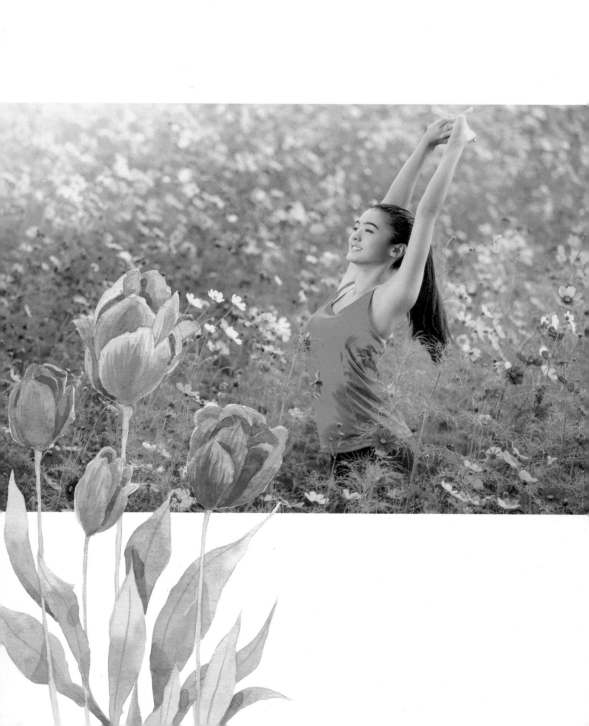

Part 5

全方位调养子宫，养出美丽和健康

爱护子宫其实不难，

从饮食、运动、心情等方面稍作努力，

就能够给子宫带来良好的养护，

提升子宫力。

子宫好了，

还能带来外表的美丽和身体的健康，

何乐而不为呢？

一饮一食，给子宫最好的濡养

子宫就怕你这么吃

如果将人体比作机器，那么食物无疑是让这台机器正常运转的燃料，是身体能量的来源。好好吃饭，摄入身体需要的营养素是对子宫最好的濡养。但，这看似最简单的吃饭问题，很多女性朋友却不得要领。吃不对、吃不好，让子宫备受伤害。那么女性错误的饮食方式有哪些呢？

外食

现代女性的应酬特别多，应酬的时候，吃什么已经不再是最主要的，吃得热闹、吃出氛围，是应酬时大家所追求的。所以像火锅一类的餐饮店特别受欢迎。但是通常女性逞一时口腹之快，往往第二天身体就会不舒服，脸上长痘痘、便秘，睡眠也会变得紊乱。所以，女性要想美丽漂亮，要想健康，平时最好在家吃饭，尽量避免到餐馆吃。

也许有人说，餐馆的饭菜很可口，家里做不出那个味道。但再怎么可口的饭菜都没有健康重要，尤其是子宫的健康。经常在餐馆就餐会导致女性肥胖。餐馆的许多菜都是过油的。经常在餐馆吃饭，容易造成油脂摄入过多，引起肥胖。爱美之心人皆有之，没有哪个女性不追求美丽，而肥胖是美丽的"克星"。另外，肥胖还是健康杀手，例如，肥胖是体内激素不平衡的表现，人体大量的脂肪增加了雌激素的

储存，脂肪还利于雄激素芳香化，增加血中雌激素含量，从而导致子宫内膜增生甚至发生癌变；肥胖的人患糖尿病、高血压、高脂血症的风险也比较高。

另外，很多餐馆的卫生得不到保障。不卫生的饭菜中含有很多细菌，当这些细菌被吃入人体后，很容易在人体里生根发芽，占据对身体有益菌群的位置，从而引发不适，导致疾病。

全面、均衡的膳食营养可为包括子宫在内的人体各组织器官提供运作的动力，如果营养得不到保证，人体各组织器官得不到足够的动力，运作就会缓慢下来，无法满足人体工作和生活的需求。如果平时在家就餐，就能避免以上不足。自己动手做饭，无论是父母为孩子准备饭菜，或是丈夫给妻子准备餐点，首先卫生肯定能得到保证；其次，可以做到营养均衡、全面，这样就能为子宫提供更多的养分，子宫好，女性的脸色自然好，身体也棒棒；在家吃

饭，还可以自己控制调料的种类和多少，避免使用一些辛辣刺激性的调料，要知道月经期间食用辛辣刺激性调料可使血量增多；自己做饭，可以自由控制脂肪的量，这样对预防肥胖或减肥都很有帮助。

最重要的一点，平时在家吃饭，可以跟家人一起享受闲暇时光和平静的幸福，可使女性保持心情愉快。愉快的心情是预防和治疗疾病的良药。

减食

虽然说现在的食物来源让我们无从选择，但是吃饭时间，一日三餐还是在自己把握之中的。可偏偏有些人不理会自己的肚子，三餐没有规律。有时候，被手头的工作压得太紧，忙得连吃饭都顾不上；也有的奉行什么"辟谷清肠"，还有一味地为了减肥，能不吃则不吃。不曾想到，这样的疏忽大意，对身体无疑是一种折磨。

乱食

研究还发现，很多体型偏瘦、脸色较差的女性，通常吃饭没有规律，身体出现了气虚血亏的症状。而内分泌的代谢产生激素，其动力来自血液。气血亏虚、气血瘀滞引起身体血流减慢，令卵巢等器官无法正常分泌激素，导致月经不调，痛经，还可能伴有腰酸背痛的其他症状。子宫内膜无法得到正常的剥离，容易形成子宫内膜异位症等问题，随之女性的抵抗力也开始下降，"宫"内祸乱再起，一步步将自己推向疾病的深渊。

冷食

在中医养生传统中，女性体质属阴，不可以贪凉。夏季炎炎，不少女性贪凉，西瓜、冰激凌、雪糕、冷饮等，大快朵颐，既能享受味觉上的盛宴，又能消暑降温。殊不知，"病从口入"，天气炎热的时候，吃一些寒凉食物，的确能消暑降温、清热除烦。但是，凡事都有一个度，过食寒凉食物，寒凉食物会耗损人体阳气，身体阳气逐渐减少，寒邪就会入侵子宫，很容易导致宫寒。

因此，即使在炎热的夏季，冷饮、冰茶、瓜果等寒凉之物也不可以多吃，更何况那些一年四季偏爱冰激凌的人，吃了过多寒凉、生冷的食物后会消耗人体阳气，导致寒邪内生，侵害子宫。

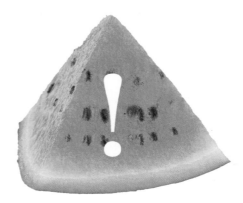

选对食物，子宫暖洋洋

女性平时可以有意识地多摄入一些养阳温宫、补铁补血的食物，缓慢地蓄积体内热能，保养子宫和卵巢，提高子宫的生理机能。

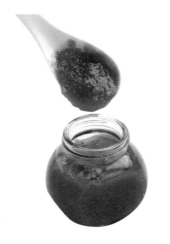

蜂蜜

女性经常喝蜂蜜，有改善容颜，呵护肌肤的作用，蜂蜜还能改善体内荷尔蒙分泌，对身体各个器官功能还有促进作用，使整体得到改善，为荷尔蒙的正常分泌提供良好的环境。明代李时珍认为，蜂蜜造血功能好，对于排经失血的女性有补血作用，常吃更可令女性"面如桃花"。也就是说，女性经量多，可以通过蜂蜜来补血。

黑枣

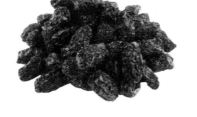

性温味甘，富含蛋白质、糖类、有机酸、B族维生素和维生素E以及磷、钙、铁等微量元素，还有各种营养元素，有补肾与养胃的功效。并对延缓衰老、增强机体活力、美容养颜都很有帮助。所以黑枣被称为"营养仓库"，经常食用可以帮助女性补气养血、维持上皮细胞组织的功效。还可以暖肠胃、明目活血、利水解毒，是润泽肌肤、乌须黑发的佳品。

红枣

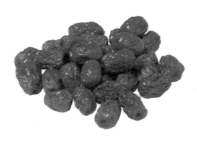

中医认为，红枣能补中益气，养血生津，健脾养胃等，对脾胃虚弱、营养不良、气血亏虚等问题都有改善作用。女性经常食用，可调理气血，改善脸色。阴虚体质，气血不足者，可以经常食用，特别是月经过多者。

豆制品

黄豆、豆腐等豆类及豆制品中含有一种天然植物雌性荷尔蒙——大豆异黄酮。对于荷尔蒙分泌失衡的女性来说，多吃黄豆能起到很好的平衡作用，由此能够调节因为激素问题引起的月经不调，甚至在一定程度上可以预防因为激素引起的子宫肌瘤甚至癌症。经常吃豆制品的女性，可以安度更年期。

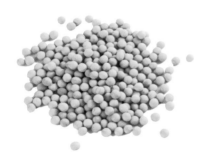

糯米

糯米在口味上香糯黏滑，营养上含有丰富的维生素，能促进肠胃健康。糯米在中医学上被认为具有补虚、补血、健脾暖胃，补益中气的作用，对脾胃虚寒、食欲差，经常腹泻等问题，有一定缓解作用，经期用糯米熬粥，可以缓解经期疼痛。另外，糯米有很好的收敛作用，对尿频、盗汗等更年期女性出现的阴虚状态有很好的改善作用。

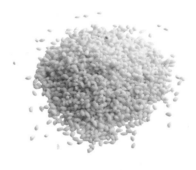

藕

藕虽深埋在淤泥中，却是餐桌上的美味，更是妇孺皆知的良好补品。《本草纲目》中记载莲藕具有解热散瘀的作用，能补十二经脉血气，对女性非经期出血症有益。经常食用，可以健脾开胃，养血、止血，并能改善气色，对女性益处甚多。

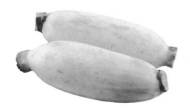

木瓜

木瓜具有敛肝、和脾胃、活血通络的作用。木瓜中的木瓜蛋白酶有利于脾胃健康，木瓜富含丰富的水分和碳水化合物、蛋白质、脂肪、氨基酸等对人体有益的物质，能给身体补充足够的养分，提高身体的抗病能力，减少子宫疾病的发病率。

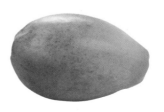

姜糖水

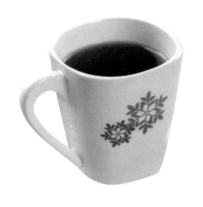

红糖含有丰富的糖分、矿物质及甘醇酸，具有暖胃、补脾、缓肝、去瘀、活血、润肠的作用，最适合因为子宫虚寒而痛经的女性服用。姜糖水在非经期吃，从月经干净后的第二天开始连服7天，最好早上空腹吃，可以吃到下一次月经前，也为下次月经调补身体，是很适合身寒体虚和有宫寒的女性服用的。至于体热有燥气的女性就要看情况来吃，毕竟月经完后是需要补血的，吃简单的红糖水即可。

阿胶

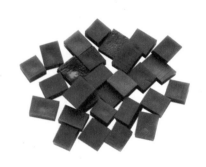

《本草纲目》中记载阿胶"疗吐血、衄血、血淋、血尿、肠风下痢、女人血痛血枯、经血不调、无子、崩中带下、胎前产后诸疾。" 适用于因血虚而导致的面色萎黄、心悸失眠以及月经过多性贫血、先兆性流产、不孕症等，对子宫和卵巢有很好的调养作用。每日挖1勺放入平日喝水的杯中（比较硬有些难挖）放入热水冲服，如果在办公室内可以喝一天，会觉得全身暖洋洋的。

红花

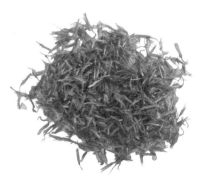

《外台秘要》中记载："治一切肿，红蓝花，熟揉捣取汁服之。"《金匮要略》中又记载："妇人六十二种风及腹中血气刺痛，红蓝花酒主之。"《本草经疏》中记载："红蓝花（即红花），乃行血之要药。"红花适用于闭经、痛经、产后血晕等属瘀血者。

乌鸡

乌鸡对女性暖宫也是佳品。乌鸡本身就可以入中药，例如乌鸡白凤丸就是以乌鸡为药引所制成。乌鸡较普通的鸡有很高的营养，加上鹿茸、枸杞子、西洋参等小火慢炖而成的乌鸡汤不仅可以帮助女性暖宫，还可以滋补五脏。

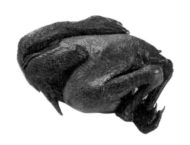

益母草

《本草衍义》中记载，益母草可"行血养血"。《本草纲目》又指出，益母草能"活血，破血，调经"。因此，益母草有活血调经、祛瘀止痛的作用，适用于月经不调、行经不畅、闭经等症，可以保持子宫与卵巢血液循环的正常。

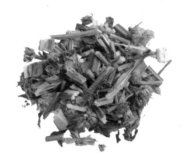

桂圆肉

具有滋阴健脾、补血养血、养心安神的功效，尤其适合血虚体质的女性食用。桂圆肉中每100克含铁3.9毫克，在水果中也属含铁量相当丰富的，可用于贫血的食疗，一般煲汤、煮粥为宜。但桂圆肉属于温热食物，对于孕妇、儿童不适合。

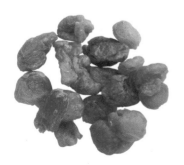

山药

"常服山药延年益寿"，山药可以滋养脾胃、益肾固精，缓解更年期衰老症状，保持子宫和卵巢的年轻。另外，山药中的薯蓣皂被称为是天然的"激素之母"，它能促进内分泌激素的合成，增强皮肤表皮细胞的新陈代谢及肌肤保湿的功能。

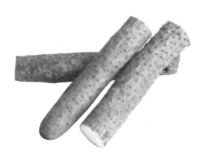

月子里的食养功课

月子饮食以排淤发奶为重

孕期是一个漫长的过程，有40周左右。在此期间，胎儿的"宫殿"——子宫会随着宝宝的成长而渐渐变大。

子宫为了容纳胎儿，在荷尔蒙的作用下，会变得温厚、柔软、血液充足，形成一个空心大肉球。而胎儿娩出之后，子宫一下子变成了一个空房间，要恢复到最初的状态可不是那么容易的，需要得到悉心的呵护。

绝大部分妈妈生完宝宝后都能顺利恢复。不过，要想恢复得又快又好，还需要妈妈们自己做点"功课"，确保产后子宫"保卫战"的胜利！

除了靠药物和物理手段协助子宫、盆腔进行及时收缩恢复之外，饮食如战争中的粮草工作，丝毫不可懈怠。饮食对子宫复旧极具意义。很多人认为产后饮食就是大补特补，什么好吃吃什么，什么贵吃什么，这样做就错了。接近正常的饮食就是最好的月子餐。所以，产褥期一定要多吃蔬菜水果，而中药、补药则不太必要。

月子期间食用具有特殊功效的食物也是必不可少的。生化汤有化瘀血、补血的作用，比较适合在产褥期做保健用。喝红糖水有利于子宫收缩、复原和恶露的排出等。此外，豆腐酒酿汤具有养血活血、催乳发奶、清热解毒的作用。妇女产后常食，既能增加乳汁的分泌，又能促进子宫恢复，有利于产后恶露的排除。

月子饮食的误区

产后的子宫需要科学的调养，以尽快恢复，在月子饮食方面，要避免走入误区。

误区一

不给产妇吃蔬菜水果，觉得是寒凉生冷的东西，会导致恶露排出困难，结果导致大便干结、便秘，由消化系统疾患引起全身不适，影响子宫创伤恢复。

误区二

多吃中药、补药，如人参、鹿茸、花旗参，觉得有补气血的作用，结果引起血液妄行，本来子宫就有伤口，越补出血越多，更难复原。

误区三

吃黑木耳，觉得可去瘀血，结果黑木耳反倒是降低凝血功能，恶露即将干净时吃黑木耳又容易引起出血。

误区四

随意吃姜醋猪脚，吃多了导致热气重，影响睡眠质量甚至会导致失眠，也不利于伤口恢复。姜醋猪脚应在产后一周后逐渐、少量吃。

子宫疾病患者的饮食宜忌

患有子宫疾病的女性在饮食方面要以"高能量、高蛋白质、高维生素、低脂肪、易消化"为原则。多吃水果蔬菜及清淡食物，适当吃一些滋阴、补气、补血的食物。

宫颈炎患者的饮食

宜食海藻、海带等

海藻富含钙、铁、钠、镁、磷、碘等多种矿物质。海藻提取液蛋白多糖类有抗病毒及抗癌作用，可抑制炎症的进一步发展。缺碘可引起甲状腺肿大，还会诱发乳腺癌、卵巢癌、子宫颈癌、子宫肌瘤等，因此建议女性要适时补碘，多吃些海藻、海带等食品。

忌食辛辣煎炸及温热性食物

辣椒、茴香、花椒、洋葱、芥末、烤鸡、炸猪排。此外，牛肉、羊肉、狗肉等均会助热上火，加重病情。

忌海腥河鲜发物

海鱼、螃蟹、虾、蛤蜊、毛蚶、牡蛎、鲍鱼等水产品均为发物，不利于炎症消退。

忌甜腻厚味食物

过于甜腻的食物如糖果、奶油蛋糕、八宝饭、糯米糕团、巧克力、猪油及肥猪肉、羊脂、蛋黄等，都有一定的助湿作用，会降低治疗效果。

忌饮酒

酒属温热刺激性食物，饮酒后会加重湿热，使病情加重。

子宫肌瘤患者的饮食宜忌

1. 饮食宜清淡，不食羊肉、虾、蟹、鳗鱼、咸鱼、黑鱼等发物。

2. 忌食辣椒、麻椒、生葱、生蒜、白酒等刺激性食物。

3. 少食桂圆、红枣、阿胶、蜂王浆等热性或含激素成分的食品。

4. 多食瘦肉、鸡肉、鸡蛋、鹌鹑蛋、鲫鱼、甲鱼、白菜、芦笋、芹菜、菠菜、黄瓜、冬瓜、香菇、海带、紫菜、水果等。治疗子宫肌瘤，要做到消瘤不忘止血，止血不忘消瘤，并兼顾调理卵巢功能。

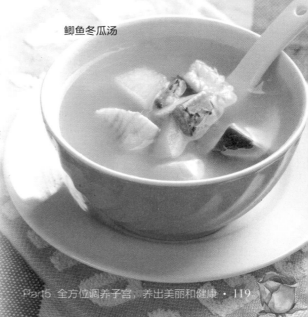

鲫鱼冬瓜汤

宫颈糜烂患者的食疗

1. 少食辛辣油腻的食物。

2. 脾虚患者应多吃红豆、绿豆、扁豆、薏米。

3. 细菌易在含糖的环境中繁殖，故应少吃糖、巧克力及其他甜食，以预防再次感染。

4. 补充B族维生素，可减少白带。富含B族维生素的食物有动物肝脏、牛奶、花生、蛋类、绿叶蔬菜等。

5. 维生素C摄入量增加时，患子宫颈癌的危险就会降低。

6. 宫颈癌患者的患病与铜摄入量高有关，可能因铜有拮抗硒的作用。动物实验显示，大剂量铜可引起动物产生缺硒症状。

因此，日常饮食中应注意补充维生素C及微量元素，特别是适当注意补充含锌、硒元素的食物。

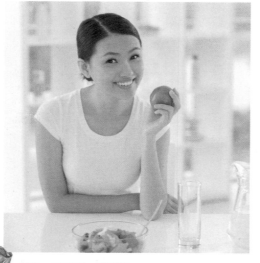

功能性子宫出血的饮食调养

功能性子宫出血，多发生于青春期或更年期妇女，约占育龄女性的15%。一般在发病前有短期停经，时间约2个月，月经来时量多，时间延长，有的甚至达数周之久。停止一段时间之后再度出血。有的血来势猛，故称"崩"；有的淋漓不断，出血量少，如屋漏水，所以称"漏"；有的或漏或崩，兼而有之，中医称为"崩漏"。

患者平时要注重饮食营养，讲究饮食宜忌。平时或病期宜吃高蛋白低脂肪和富含维生素C的食物，如瘦肉、蛋、鱼、大豆制品、新鲜蔬菜和水果。但辛辣、煎炒、有刺激性的食物如辣椒、胡椒、姜、葱、咖啡、烟、酒等应禁止入口，因为这些东西会加重出血。

子宫长期出血会造成钙、铁不足。体内缺钙，影响血凝，易流血不止，所以应吃富含钙的黄豆、黑豆、虾皮、海带等；缺铁易发生贫血和疲劳，可加重出血，应多吃富含铁的动物肝、全血等。动物肝还富含维生素B_{12}和维生素K，对造血和止血都有益，不要因为胆固醇高而忌食。

笑口常开，让子宫如沐春风

笑一笑，子宫好

前文已经说过，子宫是一个"娇气"的器官，能够影响到子宫的因素很多，包括情绪。不少女性朋友都有过这样的感受，就是在紧张的时候会感觉小腹疼痛难忍，休息一会儿之后症状会减轻并慢慢消失，到医院检查时身体又没有异样。或者是来月经时，情绪不稳定，月经的量就会发生变化，有的时候增多有的时候减少，甚至停止。其实，这是子宫受到情绪的影响，也在耍脾气。

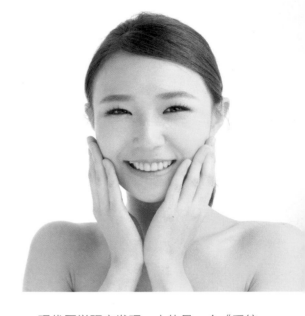

现在很多即将中年的职业女性，面临着工作和家庭的双重精神压力，往往产生抑郁、烦躁情绪。而伴随着绝经期的即将到来，女性开始出现"雌激素控制期"。在这个时期，女性自身的抑郁情绪，很容易促使雌激素分泌量增多，有时可持续几个月甚至几年，这同样是子宫肌瘤产生的重要原因。

中医在解释情绪对子宫肌瘤的影响时提到："气滞，七情内伤，肝失条达，血行不畅滞于胞宫而致，表现为下腹痞块，按之可移，痛无定处，时聚时散，精神抑郁，胸胁胀满。"讲的也是这个道理。

现代医学研究发现，人体是一个"系统工程"，五脏六腑也是有"生命"的，并且反应也很灵敏。当人的情绪抑郁或者激动时，肠胃、子宫等脏腑也跟着"激动"，最直接的表现就是强烈的肠胃蠕动和子宫收缩，这也就是人情绪异常时会出现下腹部疼痛或月经不调的原因。

因此，女性一定要重视情绪对身体健康的影响。开心是女人的灵丹妙药，女性朋友们一定要把心放宽，让自己愉快地度过每一天。人的心情好了，身体就有劲，干什么都充满了自信。拥有这样一个精神饱满的状态，疾病的可乘之机自然就少得多了。

释放压力，减少子宫疾患

压力和子宫疾患也有很深的渊源。子宫肌瘤是属于中医"癥症"范畴，瘀血是其形成的根本原因，一旦压力过大，造成肝郁气滞，就容易出现血瘀，即形成包块。

许多患了子宫内膜异位症的妇女常常抱怨疲倦，这是因为她们既要承受疼痛的折磨，有时还会忧虑是否能怀孕。这许多的压力，造成他们身心的衰弱。

调整生活中的压力，可大大减少由精神压力引起的子宫疾患。那么，如何释放压力呢？

补充维生素和矿物质

英国子宫内膜异位症协会的报告指出，患有此疾病的妇女要摄取更多的 B 族维生素，特别是维生素 B_6、钙、镁、维生素 E、硒和多种维生素。它们可以减少精神压力所引起的忧郁症、焦虑和不安。

多多运动

运动能促进身体的血液循环，减少精神压力和疲倦，还会使人兴奋。这是因为运动时会促进内啡肽的分泌，它能给人带来一种美好的感觉。

太极拳

太极拳是很普遍的一种晨练，这种缓慢的运动，能促进健康。

自我催眠

利用自我催眠的方法，在一种身心都很平稳的状态下，暗示自己如何处理问题，或者暗示把身体内的病痛赶出去。在催眠状态中，人们可以自我放松，可以想像自己置身在海边或者在一个平静的环境里。这种放松的状态，有时是应付疾病疼痛的有效疗法。

按摩

按摩有助于血液循环，疏松身体，使肌肉放松，让身体拥有美好的感觉。这个方法会对疼痛有所帮助。

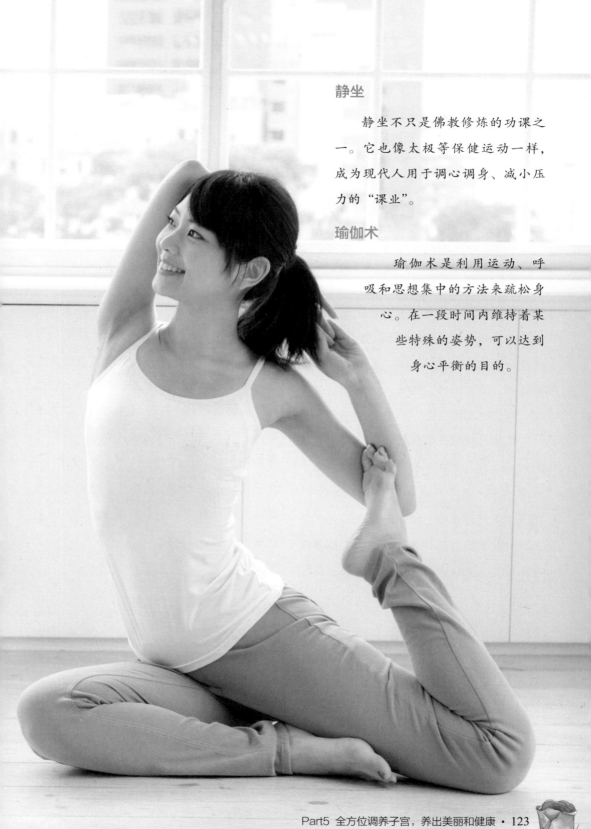

静坐

静坐不只是佛教修炼的功课之一。它也像太极等保健运动一样，成为现代人用于调心调身、减小压力的"课业"。

瑜伽术

瑜伽术是利用运动、呼吸和思想集中的方法来疏松身心。在一段时间内维持着某些特殊的姿势，可以达到身心平衡的目的。

睡眠好，心情好

优质睡眠益处多

俗话说，"男人靠吃，女人靠睡"。因为男属阳，女属阴，动则生阳，静则生阴，所以男性要靠吃来维持动的能量，以攒阳气，而女性为了养阴就要靠睡觉来维持静的状态。

睡眠是每个人生命中不可或缺的。充足的睡眠不仅能调节人体各机能活动，还可使人的精、气、神三宝得以储存和补充，使气血在内洒于五脏六腑，在外流通于四肢百骸、七孔九窍，满足人体生命活动之需，并促进人体健康。

优质的睡眠能够维护人体内分泌系统的正常运转，中医认为，夜不能寐，源于心肾不交。而肾与内分泌有着重要关系。所以，平时睡不着、睡不好，久而久之会出现神经衰弱，精神无法集中，大脑中枢控制失灵，身体内的各类激素分泌出现异常，继而影响到卵巢和子宫的周期性代谢。

好的睡眠还可以让身体更好地进行自我修复。白天身体的细胞、组织、器官都在"工作"，各种体能运动产生大量消耗。到晚上，身体开始放松下来，休息是最好的调整方法。

根据研究，晚上 11 点到凌晨 2 点之间是"美容睡眠期"，此时体内大量释放生长激素，加速新陈代谢，皮肤细胞增殖比白天多好几倍，细胞得到最好的修复和更新，有利于皮肤再生，故对于女人来说，充足的睡眠有助于保持青春活力，达到很好的美颜效果，更能让体内各部分得到很好的修复。

特别是处于经期的女性，早睡可以缓解痛经等问题，令第二天精神饱满，脸色相对来说也会红润一些。

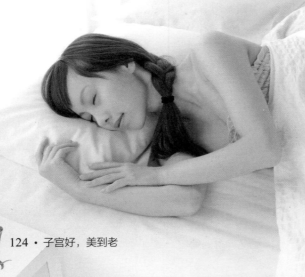

女性的睡眠有特殊性

与男人相比，女人可以说是从月经初潮开始，一辈子都会受到睡眠问题的困扰。其主要原因在于女性激素的影响。

青春期

女性激素分泌急速增加，开始来月经。这个年龄段的女孩子，月经来潮前，经常会出现睡眠质量差的情况。从青春期开始，女性一生的睡眠时间要比男性短。其现状就是女人一生时常要与失眠和嗜睡做斗争。

妊娠期和生产、哺乳期

妊娠期和生产、哺乳期的女性，体内女性激素严重失调，生理节奏紊乱，熟睡困难，影响睡眠。

中年期

40岁以后，卵巢功能逐渐衰退。到了更年期，女性激素分泌节律紊乱，面临闭经，出现入睡困难、夜间觉醒、睡眠不足或白天嗜睡等现象。闭经后，女性激素中的雌激素分泌日趋减少，之后，就是漫长的高龄期。此时，睡眠不再受月经的影响.但是随着年龄的增长，睡眠的质与量都在逐渐发生变化。女性在这个时期多会受到与年轻时完全不同的睡眠节律的困扰。

女性，特别是青春期的女孩子花在修饰仪表上的时间要多于男性。此外，女性结婚、生子后，用于做家务和养育孩子的时间也大大增加。老公参与家务和育儿的时间不如女性多，因而女性的负担就比较重。这是一种社会现实，特别是既有工作又有家庭的女性，用于自己的时间更是少得可怜。在一天24小时的有限时间里，能压缩的也只有自己的睡眠时间了。因此，很多女性朋友无法保证必要的睡眠时间。

有助快速入眠的妙招

妙招一：把握最佳的睡眠时间。中医认为，子时、午时是人体经气"合阴"及"合阳"的时候，有利于养阴及养阳。中医养生学提倡睡"子午觉"，就是每天于子时、午时入睡。夜晚应在子时（23~1点）以前上床，在子时进入最佳睡眠状态，最能养阴，睡眠效果最好。午觉只需在午时（11~13点）休息30分钟到1小时即可，最能养阳。

妙招二：睡前应注意减慢呼吸节奏。睡前可以适当静坐、散步、看慢节奏的电视、听低缓的音乐等，使身体逐渐入静，静则生阴，阴盛则寐，最好能躺在床上做几分钟静气功，做到精神内守。

妙招三：睡前30分钟，可以喝一杯热牛奶，以促进睡眠。另外，失眠的病人别忘了睡前用温水泡脚，可以促进心肾相交。心肾相交意味着水火相济，对阴阳相合有促进作用，阴阳合抱，睡眠当然达到最佳境界。

适量运动，为子宫"减龄"

根据年龄制订不同的运动计划

运动能促使人体气血充盛、百脉通畅，能够增加人体之气，使之畅通无阻，从而提高人体抗病能力，促进血液循环。《黄帝内经》认为，动以养形，静以养神，动静结合才能"形与神俱，而尽终其天年"。女性在保证充足休息的前提下适量运动，对提高子宫力、延缓卵巢衰老、保持子宫温度是十分有益的。

不同的年龄段，女性的身体状况会有很大差别，因此，在制定运动计划时，要将自己的年龄因素纳入考虑的范围。

15~25 岁：保证充足的运动量

这一时期正是女性月经来潮至生殖器官发育成熟的青春发育期，随着卵巢的发育和雌激素的产生，会使机体的皮脂腺分泌物会增加。这时，虽然面部的肌肤光滑，无皱纹，但是肌肤表面的油脂相对较多，而且很容易产生粉刺，并生成痤疮。

这个时期，运动量偏高比运动量不足更对身体有利。因此，这个阶段的女性，宜保持充足的运动量。因为工作、生活方面的原因，现代女性的运动时间并不多，但还是建议这个年龄段的女性每天都坚持运动，如果条件实在无法允许，尽量保证隔天进行一次锻炼。女性的生理构造比较特殊，因而在运动方式的选择上，宜选慢跑、游泳、骑自行车等有氧运动，每次进行 20~40 分钟。

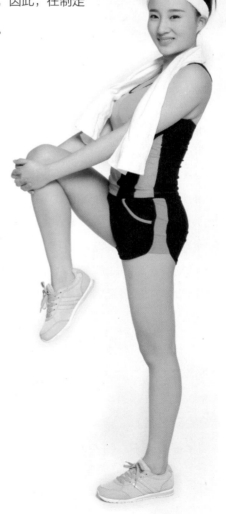

25~35 岁：多给皮肤做做操

25~35 岁，这一时期为女性发育的鼎盛时期，中医讲，此时女性"肾气均"，实际上是讲女性的生理机能开始处于平稳的下降状态。这个时期的女性情感丰富，容易多愁善感，所以面部皮肤首先开始出问题，皮下的皮脂腺分泌减少，额头及眼下部位也会逐渐出现皱纹。

如果你上班的地方离家较近，建议选择自行车作为交通工具，这样不用刻意花时间就能达到很好的健身效果。

这一时期的女性一定要注意多增加以运动方式出汗的比例，运动出的汗不但可以排出体内的"垃圾"，更为重要的是运动时皮肤的毛细血管会充分打开，皮肤下的淋巴液流速会加快，毛孔打开，汗腺扩张，这些都可以提高皮肤的功能，帮助皮肤排出各种废物。这一套功能在运动的诱导下一起工作，可形象地称之为"皮肤体操"。

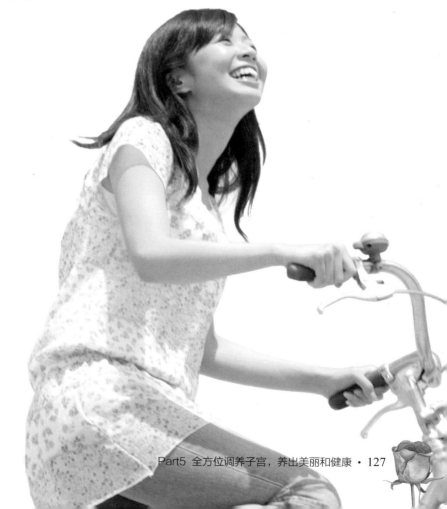

35~50 岁：延缓内分泌和卵巢功能衰退的脚步

这一时期与前一时期相比，女性的内分泌和卵巢功能呈减退的趋势，皮脂腺的分泌量也有所减退，肌肤很容易变得干燥，皮肤抗炎症的能力也大大降低，女性的眼角开始渐渐出现鱼尾纹；下巴的肌肉也开始变得松弛、下坠；情绪经常紧张的女性在眉头的部位还会出现较深的竖皱纹。

这个时期，更多的人身体开始多脂变胖，代谢机能下降，身体内环境开始变酸，很多人开始在鼻子上及鼻翼两侧变红或在嘴角下巴处多发痤疮。此时，推荐大家做各种有氧运动，包括走步、慢跑、骑车、爬山等项目。此时的女性可以通过参加这些运动，延缓身体机能衰退的速度，并保持良好的身体形态。

50 岁以上：运动强度不宜过大

这一时期，女性已进入更年期，卵巢功能减退的速度更为明显。脑垂体前叶功能的亢进，使自主神经功能开始出现紊乱，所以这个时期，人的情绪很容易变得激动或忧郁；眼睑处易出现黑晕；面部呈现阵发性的潮红；肌肤干燥而缺少光泽，全身皮肤或在小腿前面及两侧容易出现瘙痒；胖人易在两胳膊肘处、大腿后窝及小腿的

下端出现皮肤炎症及皮癣等。很多人的四肢皮肤在蚊虫叮咬后好得慢，还容易留下黑斑。

这个时期建议大家多去进行慢跑运动：在慢跑的过程中要多穿衣服，增加跑步过程中的出汗量。因为这个时期女性的汗腺功能开始下降，变得不容易出汗了，所以大家在慢跑的过程中要穿得厚一些，让汗出得更加畅快。

适合 50 岁以上女性的运动还有太极拳、游泳、散步、跳舞等，每次锻炼 20 分钟左右即可。另外，最好每天做 5~10 分钟的伸展运动，尤其要注意活动关节和易于萎缩的肌肉。

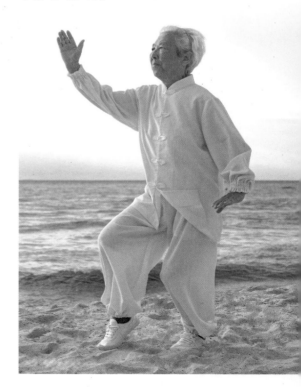

游泳可提高子宫力

游泳是比较适合女性的运动之一，运动的量可大可小，控制起来比较容易，而且在水中能使人感到乐趣无限。夏季在水里游上一会儿，还可以帮助身体散热，使人觉得凉快、舒服。

游泳能够提高子宫力

游泳对身体所造成的伤害很小，非常适合生理构造比较特殊的女性。游泳可以调动女性全身肌肉和关节，并能增强心肺功能。另外，游泳还可以促进新陈代谢，让女性在游泳过程中忘却烦恼、释放压力。

女性可以选择蝶泳和蛙泳这两种姿势，因为女性在这一过程中可以最大限地调动骨盆腔以及大腿处的肌肉，腹部的运动则可以作用于子宫和卵巢。每周游泳2小时，可使宫缩能力提高10%以上。养成游泳习惯，能提高宫缩能力，保持子宫内温度。长期坚持，对子宫脱垂、直肠下垂等疾病都有很好的疗效。

因此，在闲暇之余，女性可以学习并练习游泳项目，让自己在轻松愉快的氛围中轻而易举地保养子宫和卵巢，并让脂肪无处可逃。

游泳也要注意卫生

女性的阴道和外界是相通的，这样的生理结构特点决定了女性游泳时很容易让阴道受到感染，发生炎症。游泳池的水虽

然是循环消毒，但水却不可能无菌，有的地方消毒不彻底就更没有保障。因此，如果身体出现了早期妇科炎症如分泌物增多、味道和颜色感觉异常，或正处于炎症治疗期间，绝对不能游泳，否则很容易被水里的细菌感染，加重病情。

游泳要避开经期，最好在经期3天之后再游泳。即使没有妇科炎症，也没有处于经期的女性，游泳的时候也要随时注意，加强自我健康保护意识。

公共游泳池的更衣室通常都比较简单，凳子、马桶、储物柜都是公用的，难免沾上细菌。所以在换衣服的时候，尽量不要让皮肤直接接触凳子，换下来的衣服也要用干净的袋子装好，特别是内衣最好裹在外衣里面装好。

此外，不要随意坐在游泳池边的地上或台子上，池边的地面经常是人们光脚踩来踩去，脚上的霉菌也因此沾在地上，如果再随意坐在上面，很容易引起霉菌性阴道炎。不妨垫上浴巾再坐，不要让皮肤直接沾地。

瑜伽也能养子宫

在女性每个月的生理周期中，都或多或少会有一些令人困扰的生理问题，最常见的生理期疼痛、月经来潮前的经前焦虑症，有些女性因为长期处于紧张情绪中而导致闭经（月经流量过少）或大量出血。

这些生理问题其实就源自我们的生活习惯不良等，而一大主因则是我们的情绪。当我们的情绪紧张时，我们的生殖器官会跟着紧绷，子宫的肌肉也会跟着收缩。如果我们长期处于这种紧张的情绪中，身体就会跟着疲乏，造成身体器官功能失调，也就是我们所说的内分泌失调。

瑜伽是源自印度的一种轻松、自然的身心锻炼方式，不需要任何辅助健身器械，也不像球类、游泳等健身项目受场地限制。它倡导"身心合一"的生命哲理，今天变得越来越接地气，逐渐成为女性时尚生活的一部分。

瑜伽中的许多体式，都对子宫起到了滋养的作用。它能提升激素的分泌，使子宫进行自我调理。通过进行柔软温和的运动，配合瑜伽呼吸法，可以达到放松肌肉，按摩内脏，刺激腺体，进而加强子宫及卵巢功能的目的。而一些延展和休息的动作也能舒缓子宫肌肉，减轻生理期的疼痛。因此，女性每天拿出一段时间来进行体位的训练或冥想，慢慢将瑜伽的思想贯穿到自己的生活中，对女性的子宫及全身各器官和精神健康都是大有裨益的。

以下是几种比较简单而又有益于子宫、卵巢的瑜伽体位，不妨尝试一下，会让你收获意想不到的效果。

幻椅式（难度系数：☆☆）

1 采取基本站立式，吸气，同时双臂上举，两手相握，除食指外其他手指均相互交叉，脊柱挺直，目视前方。

2 呼气，屈膝，放低躯干，就像准备要坐在一张椅子上似的。正常呼吸，保持该姿势30秒。

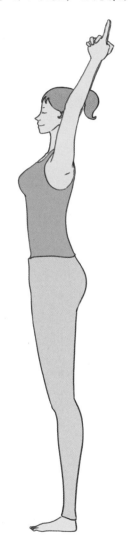
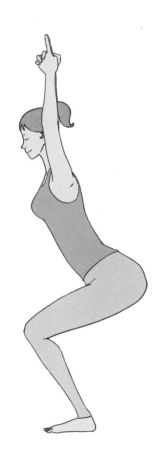

运动功效：简单的动作，只要长期坚持，就能产生神奇的效果——扩展胸部、按摩腹部器官，进而按摩子宫和卵巢，达到促进气血运行的作用。另外，幻椅式动作还可以活动背部肌肉群，缓解背部和腰部的疲劳。

半月式（难度系数：☆☆）

1 采取站立姿势，吸气，同时双腿分开，略宽于肩，右臂竖直上举，贴近右耳际，目视前方。

2 呼气，躯干向左弯曲至身体的最大极限，头也随之弯向左侧。另一侧也如此。

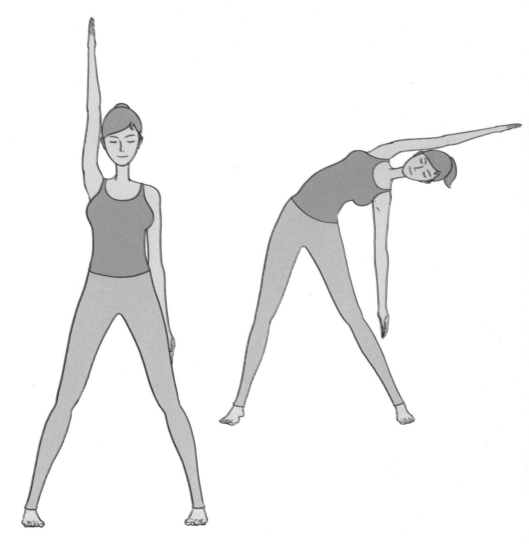

运动功效： 半月式可以增强脊柱下段、双髋、臀部等部位的肌肉，通过腰腹部的拉扯以活动子宫和卵巢，使其共同运动。另外，此运动还可以帮助消除腰腹部的多余脂肪。

束角式（难度系数：☆☆☆☆）

1 自然呼吸，坐在地板上，两腿向前伸直，脊柱挺直，双手自然放在体侧。

2 吸气，弯曲双膝，把两脚的脚跟及脚掌贴合在一起，双手十指交叉，抓住两脚脚趾，脊柱伸直，目视前方。

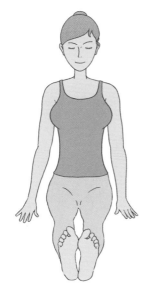

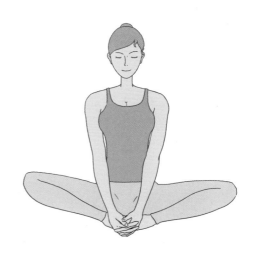

3 呼气，上身前屈，双肘放在大腿上。

4 自然呼吸，上身继续前屈，逐渐将额头、鼻子贴近地板。保持这个姿势30~60秒，然后吸气，回到起始姿势，自然呼吸，放松休息。

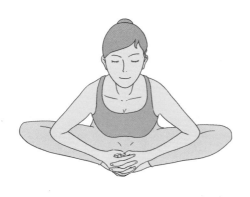

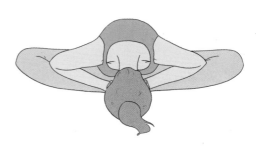

运动功效： 女性经常做此运动，可以锻炼腹部肌肉，燃烧腹部脂肪，同时还能促进子宫的收缩，对月经不规律、痛经有一定的缓解作用。另外，孕妈妈临产前做此动作，能减少分娩时的痛苦，帮助顺利分娩。

虎式（难度系数：☆☆☆ ）

1 吸气，取跪姿，双腿并拢，背部挺直，双臂自然垂放在身体两侧。

2 呼气，上半身前倾，抬高臀部，做爬行的姿势，大腿与小腿保持垂直。

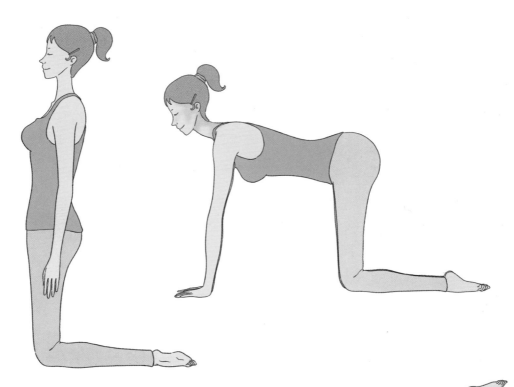

3 吸气，头部目视前方后仰，左腿缓缓向上抬起，抬至身体的极限。

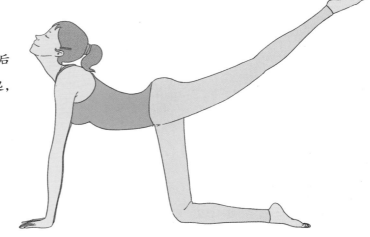

4 呼气，屈左膝，并将左膝向胸前移动，头随之缓缓低下。鼻子尽量靠近左膝盖，脚趾略高于地面，两眼向下看。

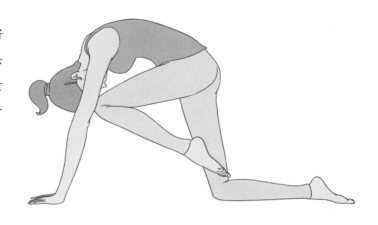

5 吸气，将左腿伸展开，恢复到起始位置，重复练习6次。然后换另一侧练习。

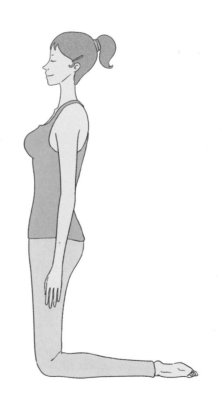

运动功效：通过对腹部的作用可以强健生殖器官，对子宫和卵巢非常有益，还可以燃烧髋部和大腿区域的脂肪，起到美化腿形的作用。另外，刚分娩的新妈妈适量做此运动还可以加速身体恢复。

牛面式（难度系数：☆☆☆☆）

1 自然呼吸，先取跪坐姿势，臀部坐在两脚跟上，脊柱挺直。

2 呼气，上身前倾，双臂撑地，臀部上抬，呈爬行姿势。

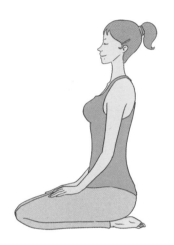

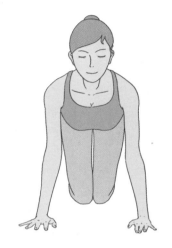

3 自然呼吸，右膝向前绕过左膝，放在左膝的外侧，使双膝叠在一起，右大腿后侧紧贴在左大腿前侧。

4 呼气，臀部下压，坐在两腿间，后背挺直，双手握住两脚脚尖。

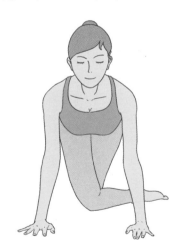

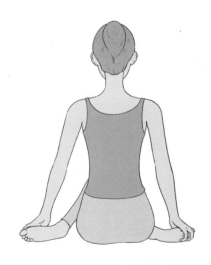

运动功效： 牛面式可以扩张胸部，促进血液循环，保持子宫和卵巢的正常供血。腹部的上下拉伸也可以作用于子宫和卵巢。另外，此运动还可以改善女性失眠症状。

给子宫也做体操

很多女性大概都不知道子宫可以做体操，其实子宫体操是让子宫动起来的一种方式。只要长期坚持适量的运动，子宫就会朝气蓬勃，为我们的容貌和健康输送源源不断的动力。女性宜每周做 3 次左右子宫体操。

腹部收缩操

具体方法：仰卧，两臂上举合十，吸气时收腹，再将两臂平放在身体的两侧；呼气时腹肌放松，让它像一个松开的弹弓一样。反复做。

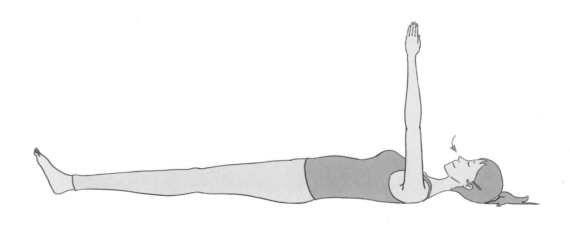

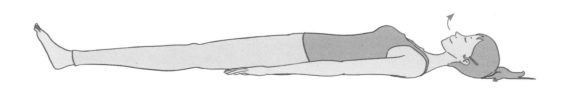

腹部收缩运动可以锻炼腹部肌肉，燃烧腹部脂肪，预防"游泳圈"。另外，由于腹部肌肉一收一放，从而带动子宫收缩，促进子宫内部的血液循环，这不仅对子宫保持旺盛的生命力有益，还能缓解痛经。

仰卧抬臀操

具体方法：仰卧在床上，屈膝，双脚平放，与臀部齐宽，脚趾要尽可能的向上翘，收紧腹部肌肉至感觉有紧绷感，然后脚跟用力蹬，臀部则向上抬起。

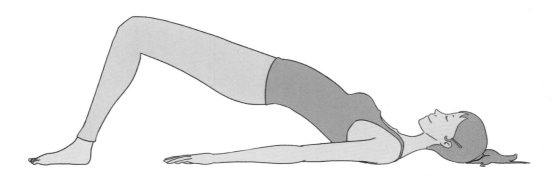

仰卧抬臀操不仅可以改善下肢的血液循环，还能最大限度地调动骨盆腔及大腿处的肌肉，腹部的运动则可以作用于子宫和卵巢。

- -

腹部锻炼操

具体方法：仰卧，双腿屈膝，双手交叉放在脑后，使后背拱起。轻轻用力收缩腹部肌肉，不要憋气，用力使身体恢复平直，每次5遍。

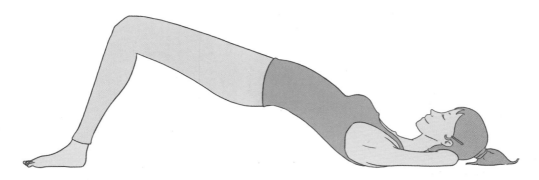

腹部锻炼操能有效收缩腹部肌肉，让"水桶腰"无所遁形。同时，腹部肌肉的收缩会带动子宫进行运动，因此经常做这项运动能提高子宫的血液循环，缓解痛经。

骨盆锻炼操

具体方法：跪坐在脚跟上，然后跪立，然后再坐下、起来，如此反复做。

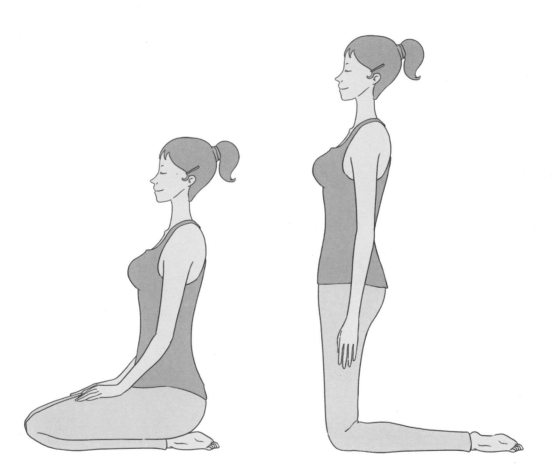

这项运动除了可以锻炼骨盆底肌外，还可以锻炼大腿前侧肌肉，收缩臀肌和骨盆底肌。骨盆底肌的健康对子宫和卵巢意义重大，女性不妨每周坚持做 2~3 次这项运动。另外，这项运动也非常适合刚做新妈妈的女性做，对收紧臀肌和骨盆底肌非常有益。

弓背挺胸操

具体方法：跪立，两手撑地，然后收缩弓背，低头，收缩骨盆底肌，再抬头，挺胸塌腰。反复做。

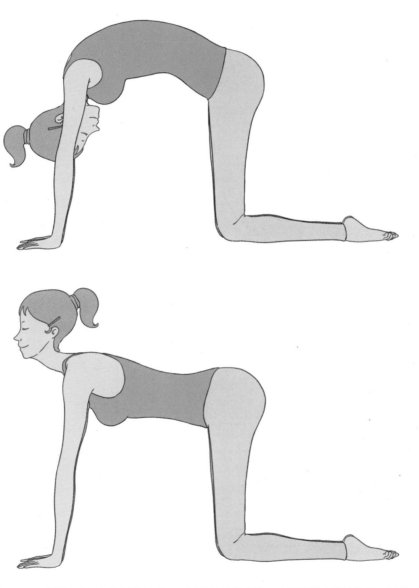

弓背挺胸操是一项非常适合新妈妈做的运动，可以收缩骨盆底肌，从而促进产道的恢复。另外，弓背会带动腹部运动，从而作用于子宫，促进子宫的收缩，这对恶露排出、痛经都十分有益。

腹部紧压操

　　具体方法：仰卧在床，用枕头撑住头和两肩，两腿弯曲，与肩同宽，两臂交叉放于腹部。在抬起头部与两肩时，呼气，同时用手掌轻压腹部两侧，将腹部两侧往一块儿压。此姿势保持数秒，然后吸气，放松。

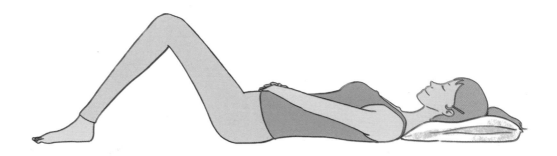

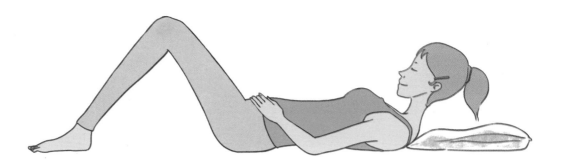

　　手掌轻压腹部，能给予子宫刺激，促进子宫血液循环，非常适合经血不畅、痛经的女性。另外，剖宫产后，医生通常会按压产妇的腹部，以促进子宫收缩，因此此项运动也非常适合新妈妈。

通经疏络，和谐全身

所谓经络，就是人体运行全身气血、联络脏腑肢节、沟通上下内外的大街小巷。《黄帝内经》认为，经络是人生下来、活下去、生病、治病的根本，经络可以"决死生，处百病"。在人体内部，有十二条经脉，每一条经脉对应一个脏腑，比如肝与肝经对应，肾与肾经对应。

那么，经络在子宫健康方面又承担着怎样的角色呢？

肾经为先天之本

肾是先天之本，是一个人生命的本钱，它包含着生命的原动力，是生殖力的源泉。《黄帝内经》中说"肾者，作强之官，伎巧出焉"，大致上概括了肾主导的两件大事——体力充沛与否，智力聪慧如何。从体力到大脑，肾的机能一概囊括，可以说先天之本的称号肾当之无愧。

肾为先天之本，和心、肝、脾、肺四脏的联系都很密切。如果肾弱则会出现四肢冰冷、精神萎靡、腰膝酸软、头晕耳鸣、失眠健忘、女性更年期等症状。而肾掌管着子宫的温度，肾弱的女性容易被"宫寒"盯上。

人体就像一台天天运转的机器，很容易磨损，需要经常修复和保养，也需要经常除垢润滑，只有这样，才能保证生命历久弥新，甚至脱胎换骨。因此，女性要想提高生活质量，在身体上达到小康水平，就必须强壮肾经，使先天之本更有活力。

经常保持肾经的经气旺盛、气血畅通对保持子宫、卵巢的活力，调节内分泌有着显著的促进功效，对美容养颜、工作精力的旺盛、性生活的和谐完美等

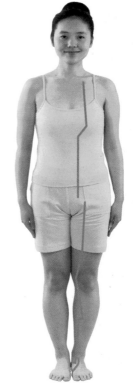

足少阴肾经循行图

都有立竿见影的效果。因此，若想让你的子宫获得满分，让你的生活更多彩，生命更鲜亮，一定要打通肾经，用好肾经。

肾经的保养方法

1. 敲打肾经。通常情况下，要使用好肾经，首先要沿经刺激，打通肾经。

2. 强壮肾经，运动是最佳的方式之一。肾经在我们腿部后面的内侧，要做一些对肾脏有帮助的运动，如下班时骑自行车、散步回家以及上楼蹬楼梯等都可锻炼这条经络。另外，还可以用手掌或者按摩锤之类的工具沿着肾经循行的大致路线拍拍、敲敲，这样可对肾经起到刺激作用。

3. 十二经脉对应十二时辰，足少阴肾经在酉时（17~19点）经气最旺。人体在申时泻火排毒，肾在酉时进入贮藏精华的阶段。此时，可循经按摩足少阴肾经上的腧穴。另外，酉时的运动量不宜太大，也不宜大量喝水，以免增加肾脏的负担。此时一天的工作完毕，也是应适当休息的时候了。

4. 腰虽然不是肾经所过，但"腰为肾之府"，按摩运动腰部能够健腰强肾，疏通气血。所以养肾对腰部的按摩必不可少。锻炼腰部的方法很多，很多传统健身术都着重强调腰部活动，如五禽戏、易筋经、八段锦、太极拳等，皆以活动腰部为主。

通过松胯、转腰、俯仰、摩腰等活动，达到强腰健体的目的。

5. 肾在季节里对应冬季，女性在冬季要特别加强肾经的保养。在头一年的冬天把肾经保养好，相当于往身体这个银行里多存钱，第二年就会精力充沛。

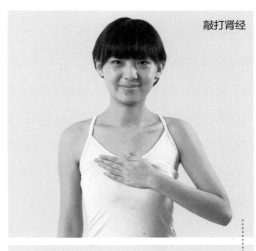

敲打肾经

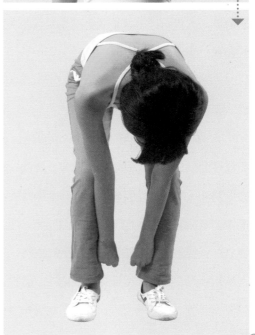

脾经为气血之源

脾主运化，既运化人体的营养、水谷，同时也运化人体的水湿、水分。脾是后天之本，是气血生化之源。气血充盛、化生有源是人体充满活力的保障。

脾气旺盛的人，面色红润，肌肉丰满，中气十足，精力充沛，尤其是它的统血功能对于女性来说，更是无上的健康守护神。一旦脾的运化功能失常，身体里的营养物质就在身体经脉当中堆积。跟饭菜放久了会变质一个道理，营养物质在身体这个仓库里堆积的时间久了，也会变成垃圾。垃圾堆积的时间久了，反映到身体上就会出现面部发黄、身体乏力、腹胀、胃疼、恶心呕吐、盆腔积液等不适和疾病。

脾统血，统摄血液运行在脉管之内不越位，也就是说脾有力量控制住血，不让它往外跑。月经就归脾来管理，脾的统摄血液的作用，就是让它定时而来，保证它的量，保证它的颜色。所以脾的健康与月经有着很大的关系。如果脾气虚了，控制能力降低，血液就会越轨。

女性往往都有不同程度的月经失调现象，包括月经周期的不规律，经色、经量的异常变化等。月经按时而来，规律且正常，才代表着生殖能力健康、子宫健康。人只有处于一个健康旺盛的身体状态下，才会美丽，衰老才会较晚到来。

与脾脏关系最为密切的当属足太阴脾经了，因此，脾脏之疾，当从脾经上着手解决。

从脾经的循行路线图我们可以看出，脾经的循行经过面部、乳房、胃部、足部等。脾气虚时，它经过的脏腑、组织都要受累，因此脾虚的女性容易出现面色萎黄、乳房瘦小或下垂、食欲不振、四肢冰冷等症状。脾经也是治疗和预防妇科病的首选，常见的妇科病如痛经、闭经、月经提前或错后、盆腔炎、附件炎等，都可以通过调理脾经而得到改善和治愈。

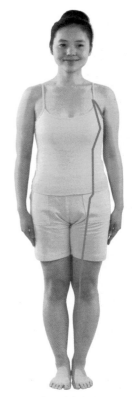

足太阴脾经循行图

通过温补改善脾虚

什么样的脾才好？最简单的理解就是脾阳充足，脾胃动力十足，到饭点了知道饿，吃饱了能消化干净，化生成足够的气血，营养到全身。大小便能把消化利用后的垃圾排干净，没有多余的湿热。有好脾脏的人"进出"两关都畅通无阻，气色好，皮肤滋润、有光泽、不长斑点。

有阳虚的女性不一定就有宫寒，当脾肾阳虚合并月经异常、生育障碍时，这种情形多和宫寒有关。部分脾肾阳虚的女性会演变为宫寒，继而导致不孕或反复流产，因此，宫寒者在生活起居上要保暖、不直吹空调，还可以通过食补或药补来温补脾阳，温肾助阳，改变阳虚体质，继而改善宫寒。

那么怎么才能知道自己的脾经到底好不好呢？一个简单的小方法就是看自己的嘴唇是不是有光泽，如果嘴唇暗淡无光泽，而且嘴唇周围有一个苍白圈，就说明自己的脾经不好，因为脾开窍于口，其华在唇，唇可以反映脾的功能好坏。

通过推揉打通脾经

那么，怎样才能打通脾经，为身体补充能量，远离宫寒呢？

如果脾经出现了问题，我们就要想办法医好它，怎么医？很简单，就是打通脾经以保持整条经络的上下通畅。而打通脾经的最好方法就是推揉，推揉脾经时，要从隐白穴开始向上推揉。也就是顺着脾经的循行路线，从小腿内侧到大腿内侧，再往上到腹部，一路推揉过去。

推揉脾经的最佳时段是巳时（即上午9~11点），巳时气血流注于脾经。这时是脾经经气最旺盛的时间，调理脾经也最容易收效。上午是大多数人工作的时间，但繁忙的工作之余，不要忘了利用这一养脾最佳时段调理脾经气血。《黄帝内经》有言"久坐伤肉"。脾主肌肉，长时间久坐不动，周身气血运行缓慢，四肢肌肉缺乏血液的濡养，会导致四肢酸胀疼痛。脾经起于大趾之端，对足部进行按压或用脚趾做抓地动作可以促进脾经的气血循环。

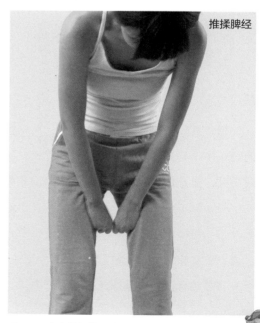

推揉脾经

胃经是长寿经

胃经在人体的正前侧，从人的面部一直延伸到脚部，是一条多气多血的经，胃经又有"长寿经"的美誉。为什么这么说呢？

1. 胃经强盛，胃的受纳腐熟功能好，人的食欲、消化能力好，就能将吃进来的食物转化成生命运转所需要的气血，为子宫的运行与健康提供养分。

2. 胃经走脸。《黄帝内经》讲："五七阳明脉衰，面始焦，发始堕。"阳明脉指的就是胃经，胃经一衰，面容开始憔悴，头发开始脱落，所以女人如果不想衰老，就要养好胃经。

3. 胃经走膝关节。如果你不想让腿脚提前衰老，也要好好保养胃经。

4. 胃经还是我们的减肥经、保健经、安眠经，是女性朋友的丰胸经、祛斑经。

每个季节的最后一个节气都是脾胃之气最强的时候。所以，我们应该抓紧这段时间，好好调节胃经。另外，我们随时随地都可以那么，方法有哪些呢？

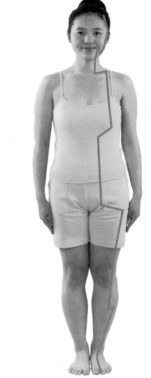

足阳明胃经循行图

按摩

胃经循行于腿的两侧和胸腹部，所以揉搓敲打两腿或推摩胸腹都是保健胃经的好方法。消化不好的女性，宜每天早晚两次以脐为中心，推拿胃脘部（两手相叠，置于上腹部按顺、逆时针方向，分别揉摩各30~50次），这样可以提高胃肠动力和免疫功能。或者晚上睡觉之前，洗脚之后按摩足三里穴，也有显著功效。还可以在腹部用水袋热敷或艾灸。

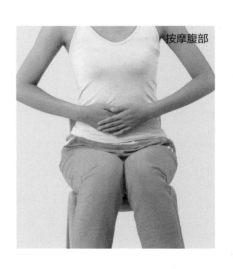

按摩腹部

活动脚趾

经常活动脚趾，也能起到健脾养胃的作用。可站立或坐在椅子上，双脚放平，紧贴地面，与肩同宽，脚趾连续做抓地、放松的动作60~90次，对脚部经络形成松紧交替刺激。做此动作时可赤脚或穿柔软的平底鞋，每日可重复多次。

拍打胃经

脾胃健壮，人体气血就会充足；脾胃虚弱，吃进去的食物不能消化，气血就会生化无源。而且，光有气血还不够，还得有通道运输它们，四通八达的经脉就肩负起了这个重任。如果经脉堵了，气血运不出去，就会出现痛经等病症。养气血有一个很简单的办法——拍打胃经，拍打胃经的方法是顺着它的循行路线——从锁骨下，顺着两乳，过腹部，到双下肢正面，经小腿胫骨外侧到第二个足趾间一路拍打下来。足三里穴以及向下的部分，要重点拍打。到了面部，可将双手微张，然后十个指腹用力，轻轻向下叩击。到颈部时可改用手掌轻轻拍打，到大腿时因为肌肉较多，可改为握拳拍打。一般清晨拍打效果最好，因为辰时正好是胃经气血最活跃之时。平时也可以随时随地拍打几下。

保护胃气，好好吃早餐

上午7~9时，一定要吃一顿营养全面的早餐。早点能被胃经转化为充满生机的精血，不吃早餐将会伤害胃系统。此外，子宫、卵巢等器官没有气血和能量的来源，时日一久，容易导致宫寒。时下流行吃生冷食品，很多人一早就喝果蔬汁，殊不知，对身体而言，受欢迎的永远是温暖的东西，身体温暖，胃循环才会正常，氧气、营养及废物的运送才会顺畅。况且，早餐吃热食才能保护"胃气"。因为早晨的时候，日出刚起，阳气还在生发阶段，大地温度尚未回升，同时夜间的阴气还未除，体内的肌肉、神经及血管还都呈现收缩的状态，假如这时候你再吃喝冰冷的食物，必定会使体内各个系统更加痉挛，血流更加不顺。

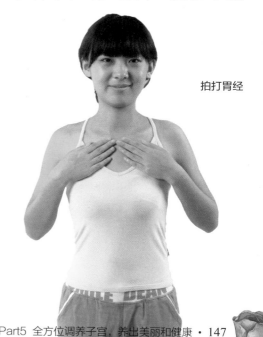

拍打胃经

肝经浇灌女人花

肝经通畅，女人美丽

中医认为，女人以血为本，以血为用。女人如果肝血不足，就如同缺水的玫瑰，会慢慢枯萎、凋谢。由此看来，女人好好养肝、护肝，才是面如桃花的王道。

女性与肝的渊源颇深，其中经血的来潮、血海的盈亏、乳汁的通畅等都与肝的疏泄功能有着密切的关系。而肝的疏泄功能与情志有着极大的关联。情志舒畅，肝的疏泄功能才能正常，气机也会顺畅；若情志不高，情绪抑郁，则会导致肝疏泄失调，影响气机流通，从而导致月经经血淤积、乳汁不足、乳房疼痛、乳腺增生等。

另外，肝还具有贮藏和调节血量的功能。"人静则血归于肝脏。"人在休息时，大量的血液回藏于肝进行休整，以保证人体活动时的需要，所以人体的活动耐力在很大程度上取决于肝的藏血功能。女人以血为本，肝血如果不足，对于女性来说后果尤其严重，因为女人的一生几乎都在和血打交道，月经、怀孕、生产、哺乳等，

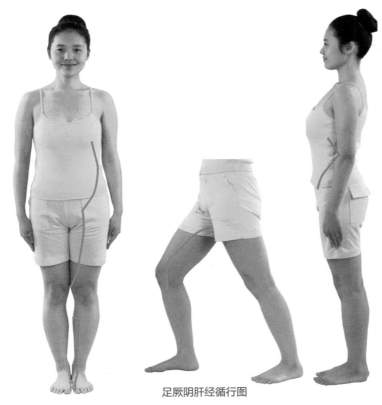

足厥阴肝经循行图

都需要大量的血来支撑。

肝经与子宫有什么关系呢？其实，宫颈癌和乳腺癌，以及子宫肌瘤等疾病的发生，都有迹可循，也就是肝经的疏通程度。肝经疏通的人，情绪平和、开朗，身体没有太多积攒下来的废物，心里通透，身体也通透，轻松快乐。这样的人，就不容易出现气滞血瘀的问题。没有伤口、结块，也就没有肿瘤的生长之地。

女性要养肝血，护肝经。肝经是养肝的大药。一来女人以血为本，要靠肝血滋养，二来足厥阴肝经绕过生殖器官，经过小腹，终止于乳头下第六肋间。我们看这个路线就明白了，宫颈癌和乳腺癌等妇科相关肌瘤都与肝经有关系。从肝经的循行路线上不难看出，它是一条流经子宫、生殖区、胸到头、眼的经络，掌管着人体的情绪和气血，所以肝经对于女性而言，是调理月经、乳腺、更年期最好的经络之一。保养好肝经，可有效调理子宫肌瘤、月经不调、乳腺增生、眼干、头晕、失眠、贫血等症状，使女性变得更加柔美，帮助女性远离妇科疾病的困扰。

打通肝经，赶走子宫疾病

常揉肝经的太冲至行间。大腿赘肉过多的人，最好用拇指从腿根部沿肝经推到膝窝曲泉穴36次，这通常会是很痛的一条经，每日敲带脉36次，用拳峰或指节敲打大腿外侧胆经3分钟，拨动阳陵泉1分钟，揉"地筋"3分钟。这样肝气不通的问题会很快解决。

丑时（1~3点）是足厥阴肝经气血最旺的时刻，此时周身气血会聚于肝，因此此时女性最好熟睡，阴血才能得到调养。如果我们在半夜不休息，血液就要继续不停地"运于诸经"，无法归于肝并进而养肝。"卧则血归于肝"，人只有休息时，肝脏血流才充分，才能养好肝。

凌晨时人应该安静地休息，以与自然之气相应。手足厥阴同气相应，养肝经可改在同名经手厥阴心包经旺时按摩，也就是在晚上19~21点沿着肝经敲打，或者按摩肝经上的穴位。

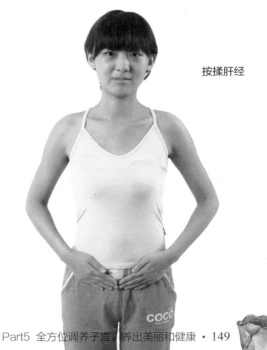

按揉肝经

从子宫延伸出的四条奇经

子宫，在中医里成为胞宫，它与经络有着十分密切的关系。任脉、督脉、冲脉下起胞宫，上与带脉交汇，任脉、督脉、冲脉、带脉又与十二经脉相连，使身体形成一个血脉相连的整体。

任脉、督脉、冲脉、带脉在女性子宫生理功能中有着重要的地位，其中任脉、督脉、冲脉这三条脉其实是相互连通的，它们偕同其他经络，调节身体气血，渗灌溪谷，濡润肌肤，协调子宫生理功能。

任脉

任脉联系了人体生命之根，对生殖保健具有重要意义。任脉上有不少增添"性福"的腧穴，也有不少具有强精壮阳效果的穴位，如关元、神阙等。

中医认为，任脉还有一个作用，就是主月经和妊娠。王冰说："谓任脉者，女子得之以妊养也。"意思是说，任脉之气通畅，才能使子宫有月经、孕育生命等生理功能。女性平时保健任脉时，可用指压法按摩刺激任脉上的穴位；也可以交替用左右手绕脐旋转按摩腹部，刺激任脉上的有关穴位。

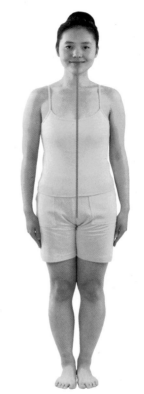
任脉循行图

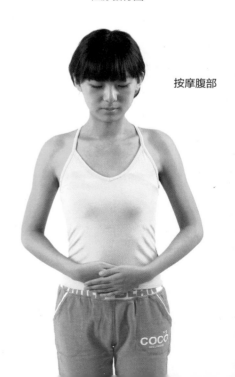
按摩腹部

督脉

督脉与脏腑的关系可谓"错综复杂"：督脉与肝脉"会于巅"，得肝气以为用，肝藏血而寄相火，体阴而用阳；督脉与肾相通，而得肾中命火温养；督脉与心相通，而得君火之助。总而言之，督脉"行身之背而主一身之阳"，同时得相火、命火、君火之助，故称"阳脉之海"。

督脉与任脉同出于"会阴"，不同的是任脉行前身主阴，督脉行身后主阳，两脉于龈交穴交会，循环往复，维持着人体阴阳脉气的平衡，从而使子宫的功能正常。如果人体阴阳失衡，子宫的功能就会受到影响。《黄帝内经》中称督脉生病，"其女子不孕"，可见督脉对于女性的重要性。

督脉管理一身的阳气，推按督脉就能温肾壮阳。因此身体虚弱的女性平时可多刺激督脉的穴位，以焕发身体阳气。另外，贯穿督脉的是我们的脊柱。脊柱健康，阳气得以通畅，人才会健康。所以，仅仅关注我们的督脉还不够，还要关注我们的脊柱健康。

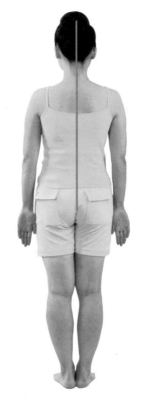

督脉循行图

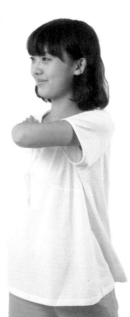

转动腰部

Part5 全方位调养子宫，养出美丽和健康 · 151

冲脉

冲脉被称为全身的血海，对于女性来说非常重要。冲脉与十二经相通，是十二经气血会聚之所，是全身气血运动的要冲，而女性是主血的，就是用冲脉和任脉的阴血来充养胎儿。

冲脉的循行显示，冲脉、任脉与诸阳经相通，因而冲脉得以温化；另一支支脉与足阳明胃经相通，因而冲脉又得到胃气的濡养；下行支与肾脉相并而行，因而得到肾阴的滋养；冲脉有"渗三阴"的作用，自然与肝脾经脉相通，因而冲脉能将肝脾之血为己用。

中医认为，三阴交可让任脉通、太冲脉盛。因此，日常保养冲脉，不妨多采用按揉、艾灸等方法刺激三阴交。

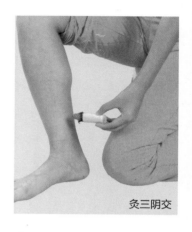

灸三阴交

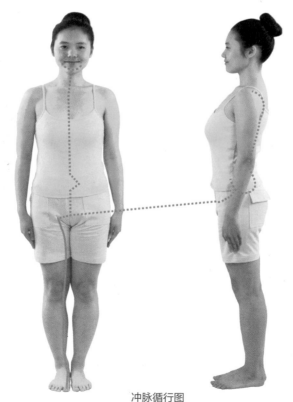

冲脉循行图

....
表示体内循环线

————————
表示体表有穴通路，即外形线（实际在体内深部不可见）

带脉

还有一条与子宫相关的奇经就是带脉。取"带脉"为名，有两个含义，一是这条经脉像一条带子缠在腰间，统束全身直行的经脉；二是这条经脉与女性的经带关系密切，即这条经脉是专管调理月经及生殖器官的重要经络。

带脉与肾脏神经系统密切相关，因而带脉强健可以固精、强肾、壮阳。人体其他经脉都是上下纵向而行，唯有"带脉"，横向环绕一圈，好像把纵向的经脉用一根绳子系住一样。因此带脉能总束诸脉，尤其是腰部以下的组织和器官，受带脉的固摄、提系才能维持其正常的生理功能。所谓腹部"游泳圈"，其实就是"带脉"所绕之处。如果"游泳圈"部位有很多赘肉，说明带脉的固摄约束功能出现了问题。

《儒门事亲》说："冲任督三脉，同起而异行，一源而三歧，皆络带脉。"说明了带脉与任脉、督脉、冲脉有着不可分割的密切联系——带脉与纵行之冲、任、督三脉交会，并通过冲、任、督三脉间接地下系胞宫（子宫），并维持其正常生理功能。

最损伤带脉的行为就是人工流产。带脉像瓜藤一样维系着胎儿，胎儿长出来就像一个小瓜，因为有瓜藤的维系所以没有掉到地上来。人工流产正如生硬地将"小瓜"从"瓜藤"上拽下，久而久之，"瓜藤"伤痕累累，甚至断裂，就无法再维系"小瓜"了。因此，保养带脉最好的方式就是不让它受损。

另外，每天敲打腹部两侧带脉穴的位置，对调理月经、改善痛经等症状效果显著。

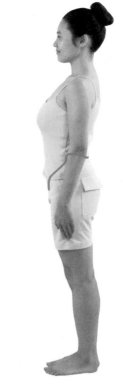

带脉循行图

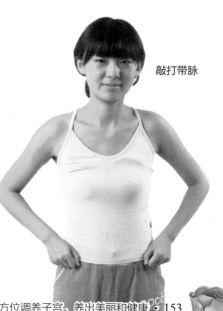

敲打带脉

认识20个对女性十分重要的穴位

人体有数百个穴位,其中有20个穴位对女性有着重要的作用,是女性健康与美丽的大药,平时正确刺激,可美容养颜,防治妇科疾病。

子宫(所属经络:经外奇穴)

定位:子宫位于下腹部,脐中(就是我们常说的肚脐眼的中心)下4寸,前正中线旁开3寸。

功效:一看到"子宫"这个名称,想必各位对其功效已经明白七八分了。子宫是女性的福穴,月经不调、崩漏带下、痛经、子宫脱垂、腰酸腿冷等,都可以通过按摩子宫来解决。需要注意的是,孕妈妈不能刺激这个穴位,否则容易引起子宫收缩,导致流产。

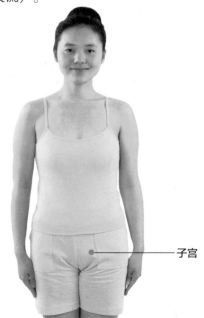

子宫

石门(所属经络:任脉)

定位:位于人体的下腹部,前正中线上,当脐中下2寸。

功效:石门是元气重要的会聚之处,而元气是推动身体运转的原动力。元精是"元气之积厚而精英者",元精有调节和主宰生殖、生长发育的作用。石门有调经止带、温肾益精的作用,主治腹胀、闭经、带下、崩漏、产后恶露不止等。

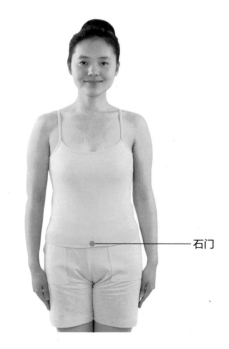

石门

气海（所属经络：任脉）

定位： 气海在下腹部，前正中线上，在脐下 1.5 寸。

功效： 气海与肺气息息相关，是腹部纳气的根本。这个穴位被称为人体之气的归处，就像海纳百川，所以叫它"气海"。中医认为，"气海一穴暖全身"，气海是人体生气之海，有强壮身体、提高人体免疫力的功能，对月经不调、闭经、遗精、不孕不育等生殖系统疾病有效，是治疗妇科疾病的要穴。对腹痛、遗尿、癃闭等腹部疾病也有不错的效果。

关元（所属经络：任脉）

定位： 关元在身体的下腹部，前正中线上，在脐下 3 寸。

功效： 肝经、脾经、肾经向上循行时都会经过一个特定的部位——关元。关元，顾名思义，关乎人体的元气，内部对应的是我们身体里两个肾的中间，也就是对应着我们的生殖系统。先天的精气都藏在关元里。经常按摩关元，能使肝经、脾经、肾经的气血都汇聚到任脉中，任脉气血充盈了，女性子宫中的气血才会充盈，生殖能力才会比较旺盛，月经周期才会比较规律，血量才会正常。中医常用关元调理和改善泌尿生殖系统疾病，对月经失调、痛经、功能性子宫出血、子宫脱垂、失眠等症疗效显著。

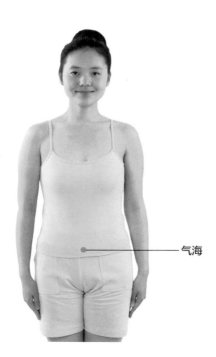

气海

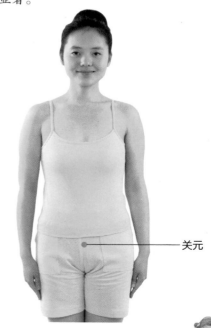

关元

神阙（所属经络：任脉）

定位：神阙，又叫肚脐、脐中，位于人体腹部正中央凹陷处，是人出生后脐带脱落所遗留下来的一个生命根蒂组织，是任脉上的一个重要穴位。

功效：神阙是全身数百个穴位中唯一看得见、摸得着的穴位。神阙的位置很特殊——在人体的中央，上为阳、下为阴，介于阴阳之间，具有"上至泥丸，下至涌泉"的功效，能调和阴阳、扶正祛邪、温补脾肾、培补元气。用艾条温灸神阙，可以鼓舞一身之阳气，而阳气是身体健康、子宫经血正常、胎儿正常发育的基础。因此，神阙是女性的养生要穴。

命门（所属经络：督脉）

定位：命门，意即人体生命之大门。位于腰部，当后正中线上，第二腰椎棘突下凹陷处，也就是人体的腰部。指压时，有强烈的压痛感。上通心肺，中通肝脾，下通肾脏，还上贯于脑，外连经络，是人体中非常特殊的一个穴位。

功效：腰为肾之府，命门是肾阳藏身的地方，也被称为"命门之火"。有的女性四肢清冷冰凉、小便清长、夜尿多、腰酸腿软、睡觉总觉得不暖和，其实是"命门火衰"的表现。命门还是人体藏精之处，跟肾脏一样，主管身体的生殖。也就是说，命门联系着女性的子宫。因此，保健命门，其实是在保养子宫。

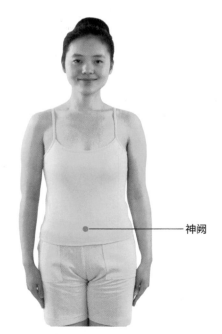

神阙

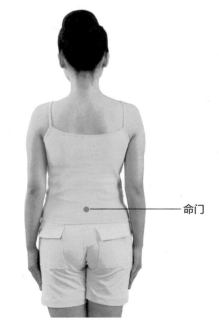

命门

血海（所属经络：足太阴脾经）

定位： 血海在大腿内侧，髌底内侧端上2寸。

功效： 血海就是养血补血的明星穴位，属于脾经，脾统血，血海是血所汇集之处，因此按压血海穴对各种与血相关的病症有显著效果，中医常用于月经不调、痛经、下腹闷痛、膝关节酸痛、头痛、贫血、湿疹、脚麻等病症的治疗。另外，按压血海穴还可有效缓解更年期的各种症状，让女性愉快度过更年期。

三阴交（所属经络：足太阴脾经）

定位： 三阴交在小腿内侧，内踝尖上3寸，胫骨内侧缘后际，是脾经、肝经、肾经三条经络交汇的穴位。

功效： 三阴交是女性的大补穴，既可以帮助女性留住青春容颜，抵抗衰老，还能推迟更年期，保持魅力。脾化生气血、统摄血液，肝藏血，肾精生气血。女性气血足，就会面色白里透红，睡眠踏实，皮肤和肌肉不松垮；女性气血足，子宫和卵巢就会得到濡养，月经不调、带下、闭经等就会远离你。可见，三阴交对于女性养气血非常重要。

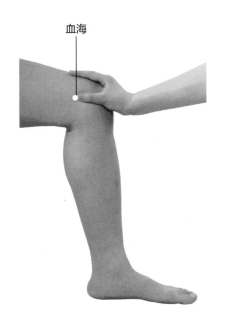

血海

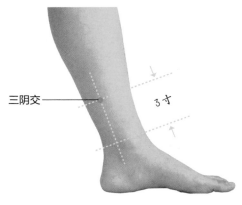

三阴交　　　　3寸

阴陵泉（所属经络：足太阴脾经）

定位： 阴陵泉位于膝关节的内侧，胫骨的上端，髁状突下面的凹陷中，就像阴侧陵下的深泉，所以简称为"阴陵泉"。

功效： 阴陵泉属脾经，经常刺激有补脾的作用。而脾运化气血、统血，所以阴陵泉常用于白带、月经失调等女性疾病以及更年期综合征、阳痿及尿路感染、腹痛等与气血相关的病症。

水道（所属经络：足阳明胃经）

定位： 在下腹部，当脐中下3寸，距前正中线2寸。

功效： 水道穴是女性调理生理疾病的要穴之一，经常按摩水道穴，可以利水消肿，调经止痛。适用于盆腔炎、子宫病症、卵巢病症、痛经等。

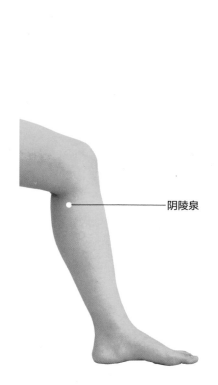

阴陵泉

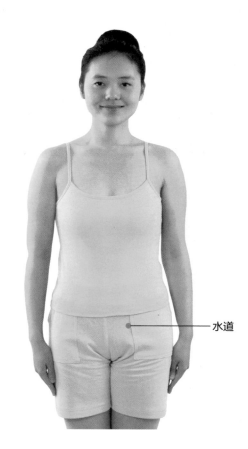

水道

涌泉（所属经络：足少阴肾经）

定位： 涌泉是肾经经脉的第一要穴，位于人体的最下方，屈足卷趾时足心最凹陷中处。

功效： 体内肾经水湿之气由此处外涌而至身体各处。其运用范围相当广泛，有增强体力、改善体质的效果，可改善身体疲倦、腰部酸胀、月经失调等，还可缓解反胃、呕吐、头痛、烦躁、心悸、亢奋、失眠等症状。另外，指压涌泉穴能加速血液循环，也能使毛发具有光泽，白发变黑，延缓衰老，改善宫寒及其他妇科疾病。

太溪（所属经络：足少阴肾经）

定位： 在人体足部内踝尖与跟腱之间的凹陷中，是人体阳气汇聚的一个重要之地。

功效： 经常按摩太溪，能保养肾元，提高肾机能。女性肾虚时，易出现痛经、四肢冰凉、足跟痛等病症，这时不妨多按摩或艾灸太溪，让肾经血液经过太溪进入身体，激活身体的原动力。

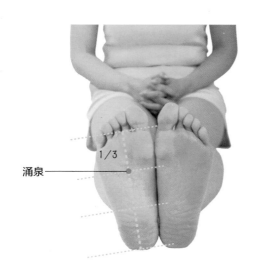

1/3

涌泉

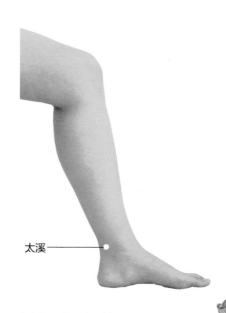

太溪

承扶（所属经络：足太阳膀胱经）

定位： 承扶在人体大腿的后面，臀下横纹中点处。

功效： 承扶是美容瘦身的妙穴。承扶对于大腿后侧到足部的疼痛都有疗效，可有效改善腰腿酸痛、坐骨神经痛、痔疮、便秘，还可产生提臀作用，改善臀部肥胖、肌肉松弛，使臀部曲线丰翘迷人，还能促进腿部血液循环，有美腿功效。另外，主导生殖器的神经路过承扶，常按压承扶可以强化阴道的收缩力，帮助女性提高"性福"生活指数。

足三里（所属经络：足阳明胃经）

定位： 足三里在小腿前外侧，犊鼻下3寸，胫骨前缘1横指。

功效： 脾胃气血充足，可往上滋润面部皮肤，可见面色润泽、饱满紧致。脾胃又可生化气血，对子宫健康有重要影响。常按足三里可健脾胃，益气血。艾灸足三里可起到温经通络、温补气血的作用。

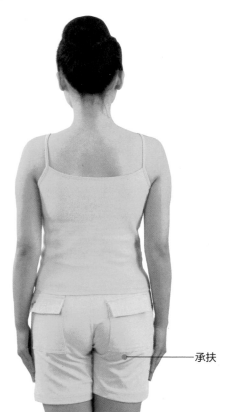

承扶

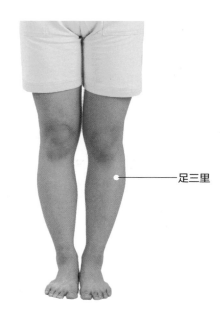

足三里

肾俞（所属经络：足太阳膀胱经）

定位： 肾俞在腰部，第2腰椎棘突下，后正中线旁开1.5寸。

功效： 肾俞正好在督脉的"命门"两侧，命门之火正好位于两肾之间。该穴所在的位置正好与两肾的位置相对应，与肾有着密切联系，故名"肾俞"。肾俞常用于改善泌尿生殖系统疾病，如女性月经失调、痛经、白带异常、子宫脱垂等。对女性而言，子宫是美丽的源泉，子宫健康了，脸色自然红润，皮肤自然娇嫩。

八髎（所属经络：足太阳膀胱经）

定位： 八髎其实是八个穴位，上髎、次髎、中髎、下髎各一对。八髎在第一、二、三、四骶后孔中。

功效： 这个区域正好是人体四对骶神经出入的部位，所以所有跟腰骶部相关的问题，都可用八髎来解决。另外，八髎也是支配盆腔内脏器官的神经血管会聚之处，是调节人一身气血的总开关。平时，女性可多按摩或用艾灸温灸八髎，能预防和改善因为宫寒引起的各种妇科问题，如痛经、闭经、白带过多、不孕等。

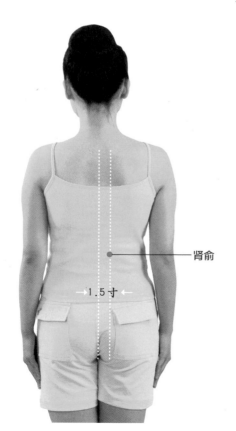

肾俞

←1.5寸→

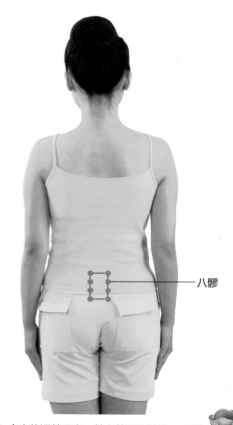

八髎

四白（所属经络：足阳明胃经）

定位： 目正视，瞳孔直下，当眶下孔凹陷处。

功效： 对于女性来说，拥有一双迷人的双眼和白皙的皮肤，能为美丽加分。因此，平时可多用双手食指按摩四白，缓解因工作紧张、休息不足所导致的眼部疲劳、视力下降、两眼胀痛、眼红、眼干等问题，以及改善新陈代谢减慢引起的面部色斑、面色萎黄、面部皱纹等问题。

天枢（所属经络：足阳明胃经）

定位： 位于腹部，横平脐中，前正中线旁开2寸。

功效： 常按天枢，可使胃经和大肠经保持活络，促进胃经内气血循环，帮助气血由胃经输向大肠经。胃经气血充盈，则消化功能增强，就能给血液系统提供足够的精微物质，为补血提供最基础的动力；大肠经气血充盈，则可保证循环、排泄机能正常，保持肠道健康又清洁，使人免受"毒素"的困扰。女性身体气血足，不仅子宫气血充盈，而且面色红润、肌肤光滑。

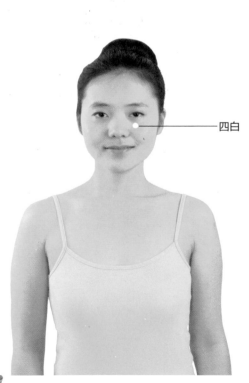

四白

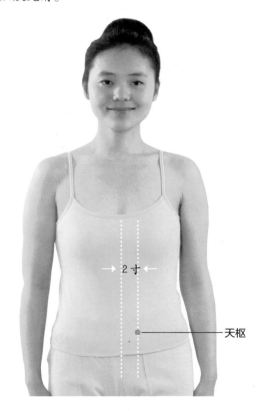

2寸

天枢

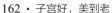

带脉穴（所属经络：足少阳胆经）

定位： 带脉穴位于侧腹部，章门下 1.8 寸，在第十一肋游离端下方垂线与脐水平线的交点上。

功效： 带脉穴是女性保持美丽和健康的要穴之一。疏通带脉穴，对女性腰腹部肥胖、纵行经络不通等问题有很好的效果。每晚睡觉前，沿着带脉横向敲击 30~50 圈，重点在带脉穴上敲击 30~50 下，可以有效恢复带脉的约束能力、减少腰腹部的脂肪。

太冲（所属经络：足厥阴肝经）

定位： 太冲在人体的足背，第 1、2 跖骨之间，跖骨底结合部前方凹陷处，在拇长伸肌腱外缘处。

功效： 太冲是肝经的原穴，有调经和血、疏肝理气的功能，对女性肝气不舒、肝木不和、思虑过度而引起的月经不调、月经紊乱、痛经、崩漏等有调理作用。另外，太冲还常用于乳腺炎、头痛失眠、眩晕、高血压、肝炎等。

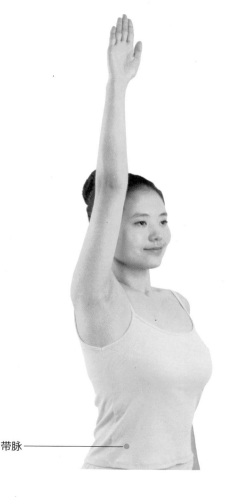

带脉

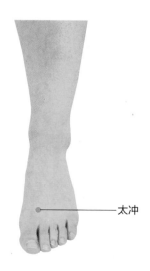

太冲

子宫反射区的学问

人体是很奇妙的，全身上下每个地方都对应着某个器官。当身体的某个地方黏附着污物时，就会出现变异，让人感觉疼痛等不适。只要找到这些痛点，死角就会得到清理，身体就不会累积那么多的毒素。这里所说的痛点，就是各个脏腑器官在身体上的反射区。

子宫在人体的耳部、手部、足部均有反射区。

在我们的耳部三角窝前 1/3 的下部，有人体内生殖器的反射区。它是泌尿生殖系统疾病诊治至要穴，有补肾益精、调经止带、活血化瘀、消炎止痛的功用。对应女性，有助于痛经、月经不调、白带过多、功能性子宫出血等病症的改善。

生殖器官在手部的反射区位于双手掌侧横纹中点两侧的带状区域，称为前列腺、子宫、阴道、尿道反射区。常按摩此反射区，可以缓解尿路感染、尿道炎等泌尿系统疾病，还有助于女性阴道炎、月经不调等妇科病症的改善。

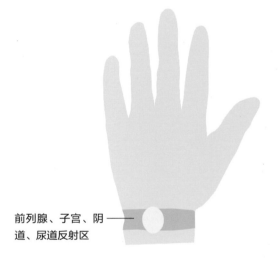

前列腺、子宫、阴 ——
道、尿道反射区

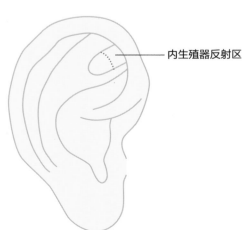

—— 内生殖器反射区

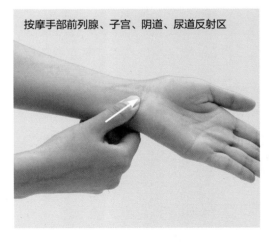

按摩手部前列腺、子宫、阴道、尿道反射区

164 · 子宫好，美到老

子宫或前列腺在足部的反射区，位于足跟内侧，内踝后下方，为上小下大的梨形区域；其敏感点在直角顶点处。经常按摩这个反射区，有助于女性尿路感染、子宫肌瘤、不孕症、痛经、月经不调、子宫下垂、子宫内膜炎及其他妇科病症的改善。

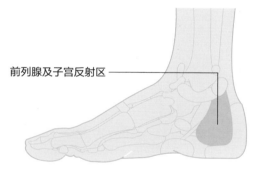

前列腺及子宫反射区

按摩前列腺及子宫反射区

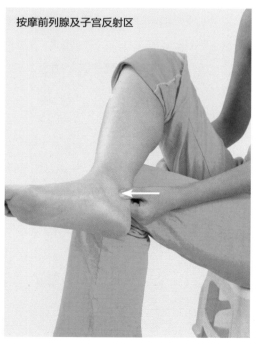

此外，与人体生殖器官有关系的还有一个反射区，那就是睾丸、卵巢反射区。这个反射区位于双足跟外侧，外踝后下方的梨形区域（与前列腺或子宫的反射区部位相对称）；输精管或输卵管的反射区在直角三角形的斜边上。经常按摩这个反射区，可改善女性性冷淡、不孕、月经不调、卵巢囊肿、更年期综合征等症。

气血瘀滞，这是"宫寒"的症状之一，也是引起痛经、闭经、月经不畅的重要因素之一。而按揉子宫反射区，子宫神经受到刺激，气血就会往下流，这样就避免了气血太过于集中而出现的气血瘀滞的情况，气血通畅，子宫就会变得温暖，"宫寒"现象便会得到改善，痛经、闭经、月经不畅也自然能够得到缓解。

提升阳气，温暖子宫

让身体暖起来

中医认为，"万病皆损于一元阳气"，阳气好比人体的卫兵，它们分布在肌肤表层，抵御一切外邪，保卫着我们的身体健康。只要人体阳气盛，就可以百病不侵。阳气不足，脏腑的机能势必受到影响，尤其是女性，影响十分明显。按照中医阴阳平衡理论来说，男属阳，但睾丸要保持阴的状态，也就是要凉才健康；而女属阴，子宫必须保暖才行。女性若阳气不足，寒邪就容易进入子宫，出现宫寒。

造成宫寒的原因

造成宫寒的原因有很多，一方面与体质有关，如平日就怕冷、手脚容易发凉的女性，由于体内阳气不足，就易出现宫寒；另一方面也与不良的生活习惯有关。

体质偏寒

也许你的父母体质偏寒，或者是你出生时，他们年龄比较大，身体阳气逐渐减少，这会直接导致在你的基因上写入寒性体质密码。即使和别人处在相同的条件下，你也更容易出现宫寒的症状，所以除了注意防寒之外，还要保持身体温暖。

夏季久待空调房

进入盛夏之后，女性着装较少，如果长时间待在空调房里，不知不觉间，寒气侵入身体，女性特有的脏器——子宫首当其冲，深受其害。

快速减肥

快速瘦身无非是采用峻烈猛药，以非正常手段排出体内多余的水分和脂肪。这在中医看来，等于身体在短时间内丢失了大量的能量性物质，寒邪很可能乘虚而入，攻击子宫。

多次流产

流产会损耗人体大量的阳气，如果多次流产或流产后休养不到位，阳气久耗，子宫失去温煦，宫寒也随之产生。

嗜冷食

寒凉的食物过多，会损耗体内的阳气，造成宫寒。

女性经常遇到的小腹发胀、疼痛、白带等妇科问题可能都与宫寒有关，最严重的宫寒甚至会导致女性不孕。

内外兼养，温暖身体

对于宫寒的女性来说，平时在生活的一些细节方面多加注意，就可以使身体温暖起来，进而温暖子宫。

经常快步走

宫寒的女性偏于安静沉稳，运动过多时容易感觉疲劳。"动则生阳"，怕冷的女性需要通过运动让身体暖起来。快步走是最简便的办法。尤其是在鹅卵石路上行走，能刺激足底的经络和穴位，可以疏通经脉、调畅气血、改善血液循环，使全身温暖。

少坐在空调下面

如果将办公室的空调温度调得过低，寒气便会在不知不觉中侵入身体，就很容易造成宫寒。在办公室久坐时，不妨准备件外套或披肩，可帮助身体抵御冷气的"暗袭"。

健康减肥

减肥应以少食多动为原则。

艾条温灸

即点燃艾条，然后灸关元穴、气海穴、足三里三个穴位。还可以按摩驱寒，比如按摩无名指或用双手按摩肚脐四周。

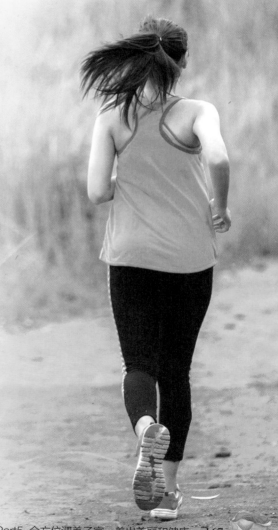

另外，宫寒的女性还可以通过饮食来调节。平时多吃具有养阳温宫、补铁补血的食物，例如核桃、红枣、龙眼肉、花生、乌鸡、蜂蜜等。你可以喝一些具有温热性质的汤，例如酸辣汤、辣鱼汤、胡辣汤等。

多吃补气暖身的食物

例如核桃、红枣、花生，让先天的不足由后天的高能量来补充。不用担心这样吃会上火，因为宫寒体质属于火气不足，因而不容易出现火大体热的症状。

吃清热滋补的食物

中医认为鲍鱼滋补清热，可以滋阴养颜、清肝明目，是女性最好的补品。过去太医进贡给皇后妃嫔们的中药丸，调和时不像现在使用蜂蜜，而是用鲍鱼汁。所以宫寒的女性可以经常吃点鲍鱼。

注意摄取叶酸类食物

女性要适量补充叶酸，包括服用叶酸补充制剂和注意摄取富含叶酸的食物，如动物肝或肾、菠菜、小白菜、苋菜、韭菜、鱼、蛋、谷、豆制品、坚果等，这样有助于预防和减少宫颈癌的发病率。但要注意：叶酸很不耐热，烹调时温度稍高就会被破坏掉。因此，做菜时温度不宜过高，烹调时间也不宜太长。

饭前喝热汤

一些具有温热性质的汤，例如酸辣汤、辣鱼汤、胡辣汤等，可以有效占据胃容量，减少进食量，防止肥胖。另外，它们所具有的温热性质，也可以缓慢地帮助你蓄积体内热能，防止宫寒的发生。

餐前喝姜茶

养成习惯，餐前可以喝一杯姜茶（一片姜，用开水冲泡，趁热喝下去），它可以主动化解冷食或是凉性食物中的寒气，有助于子宫的保暖。

多吃富含维生素 E 的食物

经常喝豆浆可以增加雌激素，对保养子宫和卵巢很有益处，并有助于提高和恢复子宫的生理机能，达到保养子宫的目的。

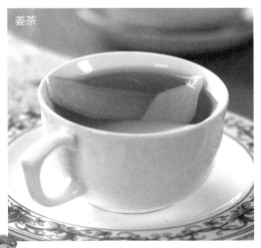

姜茶

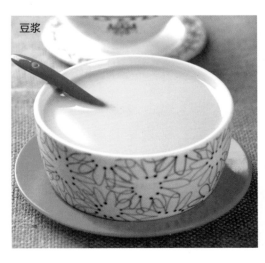

豆浆

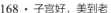

肾阳充足，子宫温煦

从中医的角度来说，女人的子宫问题，包括以子宫内膜增生、异位为代表的子宫疾病，多数都属于肝气和肾气的亏损或者失调。简单来说，就是肾气温阳之力不足，如果再加之平时多怒、过劳，尤其是一些女性经历了上环、流产等计划生育手段，相当于雪上加霜，是造成子宫内疾病高发的重要原因。肾阳不足，又称肾火弱、肾阳虚，即指维系生命的火种火苗微弱。肾阳不足的人通常会感到怕冷、腿凉难受、精神萎靡、容易疲劳等，而且脏器功能受影响，出现小腹寒凉、子宫胞冷等情况，严重的甚至可能会影响女性生育。

因此，女性应想办法提升体内阳气，以抵御寒邪入侵身体。作为女人，她的肾阳之气是否充实，身体内是否阳光明媚，没有死角，除了决定她本身的健康、美丽，还直接影响到子宫的健康、安危，进一步说，也关系到孕育后代的能力。

从婴幼儿时期就要扶助肾阳

为了帮助宝宝更好地援助肾阳，建议一要减少饮食，食物要清淡。不要给宝宝吃桂圆、芒果等热性的水果，煎炸、甜腻、香脆的食物也要少吃。二要让宝宝多喝水，以促进体内废物的排出，滋阴去火。三要保证充足的睡眠和多做户外活动。睡眠好的宝宝身体强壮，抵抗疾病的能力也会提高，而且不容易上火。而适当运动则能够散发体内多余的积热，也有助于扶助肾阳。

强壮肾经，提升肾阳

暖肾最直接的方法是强壮肾经。前文已经详细说明了如何保养肾经，可以参考。

坚持良好的生活方式

良好的生活方式就是给"肾阳银行"存款，保持充足的睡眠、饮食规律、不过度玩乐，肾阳就消耗得慢，人也就不容易老。而不睡觉、过度操劳、拼命玩乐就是不断在"肾阳银行"取款，这样的挥霍会使肾阳不断消耗，也就会加速衰老。累积到一定程度，疾病就会产生。

黑色食物入肾，要多摄入

黑色食品能入肾强肾，女性不妨在三餐中加"黑"，可择食黑米、黑豆、黑芝麻、黑木耳、黑枣、紫菜等食物。不少干果具有补肾养肾之功效，如核桃、板栗、松子、榛子等，休息时当作零食食用正合适。

保持好心情

女性保持好的心情也能提升肾阳。古人说，喜则阳气升。喜是人生的一种大境界，能够保持一颗欢喜心，对身体的滋养比吃什么灵丹妙药都管用。

通过按摩使肾气旺盛

揉会阴

会阴是人体任脉上的要穴，位于肛门和生殖器的中间凹陷处，正反方向各揉按30~50次，长期坚持，可固本培元、疏通经络、滋阴补肾，对子宫疾病有良好的防治作用。

双掌摩腰

取坐位，双掌贴于腰部，从上向下摩擦40~100次，使局部有温热感，长期坚持，有温肾摄精的功效，对宫寒、月经不调有很好的防治作用。

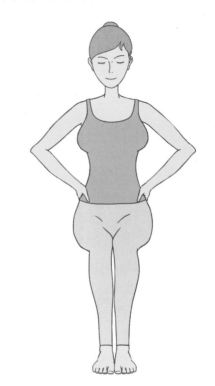

心阳充足，月经正常

心的阳气，与心阴相对而言，心阴、心阳互相依附为用。心阳是心气的体现，心气虚则气短，脉弱，心悸，自汗，精神萎靡；心气大虚则伤及心阳，出现寒象，甚则大汗淋漓，四肢厥冷，脉微欲绝。

心与肾、子宫等脏器的关系

人体就像一个跷跷板，两头分别是阴、阳，阴阳平衡人体才会维持正常。若阳虚，则阴盛，心阳不足，温煦功能减退，就会出现怕冷、四肢发凉的情况。

1.《傅青主女科》在"种子门"中说：

"盖胞胎居于心肾之间，且上属于心而下系于肾"，又说："胞胎上系于心包，下系于命门。系心包者通于心，心者，阳也；系命门者，通于肾，肾者阴也。"可见，心、肾、子宫之间的关系十分密切。子宫与肾同居下焦，心居上焦最高之处。心者，君主之官，肾与子宫均受心的"领导"。因此，肾脏排出精卵，子宫排出月经，实际上是受命于心，为心所主宰。心下达排出的信息后，子宫与肾才能行使其排出月经、精卵等作用。

2. 中医认为，"心气不得下通，包脉闭塞，月事不来"，心主血，其充在血脉，而血的运行主要依靠心阳的推动。女性以阴血为至，胞脉属心而络于胞中，心阳的推动作用，将直接或间接影响到女性的生理活动和病理变化，只有心神畅达，心阳之气下降，心血下交于胞中，月经才能按期来潮。

3. 心主脑，主神志，心阳足，人就会精神振奋、反应灵敏，记忆力也达到最佳状态。若心阳不足，心主脑、主神志的生理功能失去了鼓动和振奋，则精神、意识和思维活动减弱，继而出现精神萎靡、神思衰弱、反应迟钝、迷蒙多睡、懒言声低等表现。

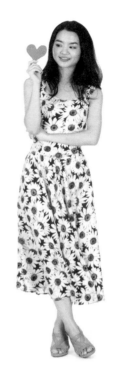

女性出现一个月来两次月经或者是两三个月才来一次月经的情况，一般有两方面的原因：一是心主神志的功能受到了影响，继而出现给子宫下达的排出信息不准确；二是因为心阳的推动作用出现了问题，也就是说，心阳不足，对血的推动力不够，所以不能保证月经的正常来潮。

4. 心既外合于"血之府"的脉管，又是血液运行的动力所在，所以全身各脏腑、组织能及时得到最重要的营养物质心血的濡养，维持各种生命活动。而推动心血运行的是阳气，因此，人体心阳足，子宫就会得到濡养，心阳不足，就会影响到月经的正常及神志功能。

提升心阳的食疗方

食补是提升心阳的最佳方式之一。下面就来介绍两个能够提升心阳的食疗方：

桂枝甘草汤

原料：桂枝10克，甘草6克。桂枝、甘草水煎，取药汁。

功效：每日1剂，7天为一个疗程。桂枝发散生阳，甘草入脾以甘、温中化气，两者搭配能生化阳气，改善阳气不足所致的心悸、四肢怕冷、月经不调、痛经等症。

当归生姜羊肉汤

原料：羊肉100克，当归6克，生姜、绍酒、葱、盐各适量。羊肉洗净切片，加其余食材及水1000毫升，用大火煮沸后改小火炖1小时，加盐调味即可。吃肉喝汤，佐餐食用。

功效：羊肉暖中补虚、益气开胃，生姜温中散寒、发汗解表，当归活血补血、调经止痛，绍酒活血祛寒、痛经活络，四者搭配，可补气温阳、祛寒通脉，对心阳不足导致的心悸不安、畏寒、四肢冰凉、痛经等有改善作用。

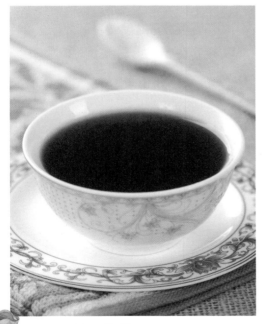

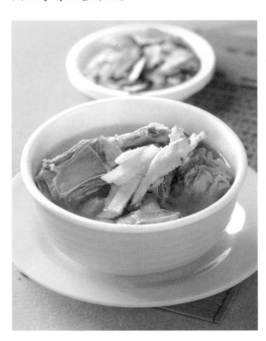

通过艾灸温补阳气

　　每天用艾条艾灸关元、足三里、膻中、至阳这几个穴位，对提升阳气、燃烧生命之火很有帮助。足三里、关元是补虚助阳最常用的穴位，至阳指人体阳气最多的地方，膻中善于行气，补阳、补气同时进行，心阳就会充足。

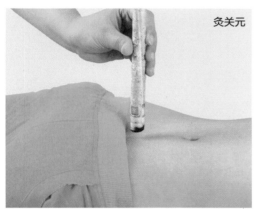

灸关元

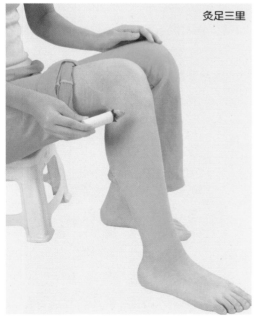

灸足三里

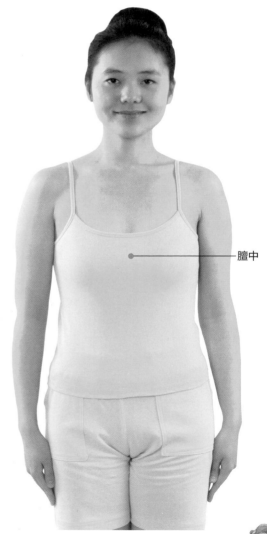

膻中

根据体质养子宫

中医讲究阴阳、寒热、升降的平衡，并根据这些特征将人体分为九种体质，有阴虚质、阳虚质、痰湿质等。体质是人体最基础的健康符号。下面按照女性的特殊特点，从气虚体质、湿热体质、阳虚体质、阴虚体质、痰湿体质、血虚体质、血瘀体质、气郁体质八种体质入手，讲解不同体质的女性的症状表现以及子宫养护要点，并附上实用的食疗方，方便女性对症进行调养。

气虚体质

症状

气虚体质的女性元气不足，以疲劳无力、气短、自汗等表现为主要特征，经常出现气喘吁吁的情况。子宫方面的表现为月经周期短且经血量少，严重时还会有子宫不正常出血、经血稀薄、子宫下垂等症状。

调养方法

气虚体质女性平时可多吃核桃、花生、荞麦、小米、鸡肉、牛肉、人参、党参、白术、蜂蜜等食物和中药，以起到升提补气、充盈子宫的作用。平时要注意劳逸结合，适当做散步、游泳、慢跑、球类等运动以促进身体气血循环，增强子宫力。

食疗方

老姜鸡汤

原料：母鸡1只，老姜20克，香葱10克，胡椒粉、五香粉、酱油、料酒、盐各适量。

做法：1. 母鸡剁成块；老姜切片；香葱切花。

2. 将鸡块下入沸水锅中，焯去血污，捞出。

3. 锅内放油烧热，下入姜片、鸡块炒出香味，加料酒、酱油、五香粉炒匀。

4. 加入适量开水、盐烧开，撇去浮沫，炖至熟烂，加胡椒粉、葱花即成。

养生功效：鸡肉温补，可以促进身体恢复，姜则可以让体内的湿发散出去。

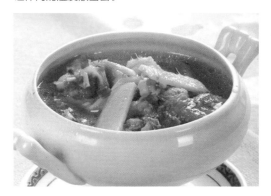

莲藕大枣猪骨汤

原料： 莲藕 500 克，黄豆 30 克，大枣 5 颗，猪脊骨 400 克，章鱼 40 克，盐适量。

做法： 1. 莲藕洗净，去皮切块。

2. 章鱼洗净，浸泡 1 小时后切碎块。

3. 猪脊骨切块，沸水去血腥味。

4. 将以上食材放入锅内，加 1200 毫升的水。

5. 大火烧开，转文火煲 2 小时。

6. 熄火后加盐调味即可。

养生功效： 莲藕的营养价值很高，富含铁、钙等元素，植物蛋白、维生素以及淀粉含量也很丰富，有明显的补益气血、增强人体免疫力作用。大枣有很好的补血益气的疗效，加上猪骨汤里的胶原蛋白和谷蛋白，经常喝不仅能使骨骼健壮，还可以开胃健食。

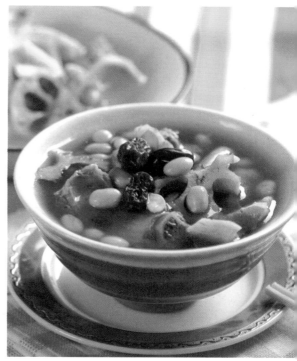

甘草绿豆老鸭汤

原料： 鸭半只，绿豆 90 克，甘草 20 克，盐适量。

做法： 1. 甘草用清水冲洗一下，切段备用。

2. 绿豆洗净；鸭洗净切块。

3. 将所有材料放入炖锅中，加水 1500 毫升。

4. 大火烧沸后转小火继续慢炖 30 分钟，开锅加盐调味即可食用。

养生功效： 补气去火，适合身体虚弱、食欲缺乏、大便干燥的人。对女性来说可以有效滋养脾胃，从而为子宫提供营养。

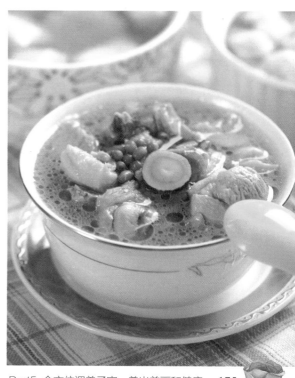

痰湿体质

症状

痰湿体质的女性多体形肥胖，尤其是腹部肥满松软，而且还有懒散少动、嗜睡、喜欢吃油腻食物等特点。另外，其还有闭经、月经周期延长、经血量少等症状。

调养方法

痰湿体质女性要多吃一些具有健脾、利湿、化痰、祛瘀的食物，如山药、海带、虾等，同时还要节制油腻食物与甜食，忌暴饮暴食和狼吞虎咽。

痰湿体质的形成主要是因为脾胃运化功能较弱，因此，女性要经常参加户外活动，调动气血以增强脾胃的运化功能，而且阳光还会使子宫乃至身体机能活跃起来。

另外，在日常起居方面，要注意居住环境应避免潮湿；在居室内，还要注意除湿保干，尤其是在阴雨天；卧具要经常在太阳下暴晒，还要经常开窗通风，以保持居室干燥，这样可以维持子宫在内的各器官正常运行。

食疗方

核桃排骨汤

原料： 排骨500克，核桃仁150克，芡实100克，陈皮1块，盐、姜片各适量。

做法： 1. 排骨放入锅中，加水、姜片，水滚后继续煮10分钟后，捞起并洗净备用。

2. 陈皮泡软，芡实洗净。

3. 将所有材料放入砂锅，加入6碗水。

4. 大火煲滚转小火慢煲3小时。

5. 起锅再加盐调味即可。

养生功效： 核桃中的脂肪和蛋白质是大脑最好的营养物质，具有健脾补肺、益胃补肾、固肾益精、聪耳明目、助五脏、强筋骨、延年益寿的功效。

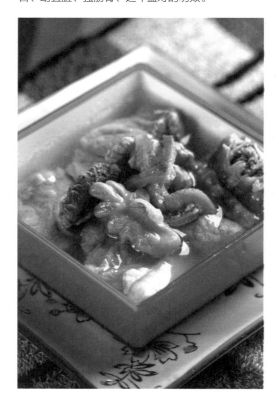

阳虚体质

症状

阳虚分脾阳虚、心阳虚、肾阳虚等。阳虚体质，顾名思义，这种体质的人普遍阳气不足。其主要表现为特别怕冷，手脚冰凉，喜热饮食，精神不振，舌淡胖嫩，脉沉迟，容易患痰饮、肿胀、泄泻等病。在子宫方面常表现为痛经、月经稀薄且淡红。

调养方法

阳虚体质的女性要注意保温，尤其在冬天要格外注意。经常晒太阳就是很不错的选择，以起到暖宫的效果。阳虚体质者秋冬季要多吃山药、栗子、红枣、糯米等食物，可暖身暖胃、补阳气、温暖子宫。应少吃寒凉性的食物，因为这些食物会消耗人体的阳气，使阳气更加不足，影响身体健康。另外，阳虚体质女性应多参加游泳、球类运动，因为运动可以提升阳气。

食疗方

羊肉枸杞汤

原料：羊肉500克，枸杞子20克，姜2片，葱3段，蒜2瓣，盐、味精、胡椒粉、料酒各适量。

做法： 1. 在冷水中放入羊肉，烧开煮10分钟，煮出血沫后，将血沫除去，捞出羊肉洗净。

2. 锅中放油烧热，倒入姜片、葱段、蒜瓣、羊肉煸炒。

3. 加入料酒，炒熟透后放入砂锅中，加清水。

4. 放入枸杞子，大火烧沸，改小火煨炖至熟烂。

5. 出锅前加入盐、味精、胡椒粉调味即可。

养生功效：羊肉性热、味甘，能温补气血、调节皮肤生理功能、延缓皮肤老化。是适宜于冬季进补及补阳的佳品。吃羊肉时，可以搭配一些凉性蔬菜，如冬瓜、丝瓜、油菜、菠菜、白菜、金针菇、莲藕、笋等，既能利用羊肉的补益功效，又能消除羊肉的燥热之性。

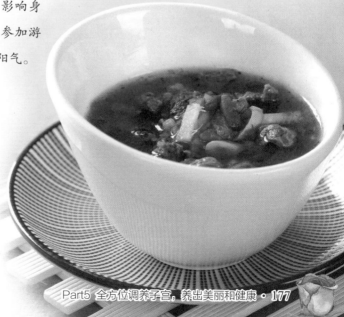

山药炖羊腩

原料：山药 300 克,羊腩 300 克,葱段、姜片、蒜瓣、盐、料酒、干辣椒、大料各适量,丁香少许、香叶 3 片、白芷 1 片。

做法：1. 山药去皮洗净,切滚刀块。

2. 羊腩切大小适口的块,用加了姜、料酒的水飞过。

3. 热锅下油,放大料、葱段、姜片、蒜瓣爆香,下羊肉中火炒出水气,烹料酒翻炒均匀。

4. 加入适量开水,放入其他香料,大火烧开,中小火炖 40 分钟左右。

5. 加入山药,中小火炖 20 分钟,加盐调味即可。

养生功效：山药益气养阴,能增强人体免疫力,帮助排除体内毒素。羊肉有壮腰补肾的功效。

红小豆牛肉汤

原料：牛肉 250 克,红小豆 150 克,生花生仁 100 克,大蒜、白糖、盐各适量。

做法：1. 牛肉洗净切块,氽烫去腥,捞起备用。

2. 将红小豆、花生仁洗净;大蒜去衣、洗净。

3. 煮锅内先下牛肉,再加水淹没,以大火烧沸后,改小火慢炖 30 分钟。

4. 将红小豆、花生、大蒜放入。

5. 改小火继续炖 30 分钟左右,待牛肉熟透。

6. 加入盐、白糖调味即可。

养生功效：红小豆具有健脾利湿、散血、解毒的功效,与牛肉搭配可以软化牛肉肉质,营养更易被人体吸收利用,是增加能量、补充体力的最佳饮品。

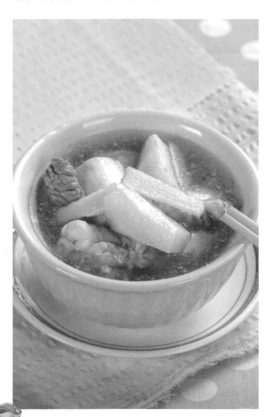

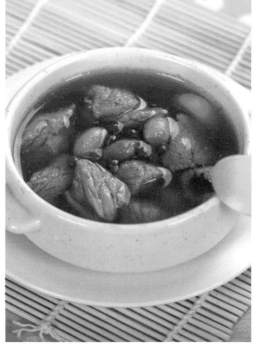

阴虚体质

症状

阴虚体质的女性往往由于"阴虚内热"，灼烧阴液，导致体内的阴液偏少，肌肉得不到阴液的滋养，从而出现形体消瘦、五心烦热（五心是指双手心、双脚心再加上胸口）的典型表现。另外，还有月经周期短、经血鲜红等症状。

调养方法

阴虚体质女性喜凉怕热，在夏季要注意避暑，在天气比较干燥的秋冬季节要注意养阴，还要保持居室安静。

阴虚体质的女性性情急躁易怒，很容易上火，所以，在日常养生中应以滋阴降火、生津润燥为饮食原则，可以进食雪梨、百合、枸杞子等。但要避免辣椒、羊肉、狗肉以及熏烤等肥腻燥热之品，以防止子宫受到伤害。

阴虚体质女性还要注意控制情绪，切不可过于急躁，可以通过阅读、下棋等方法来转移情绪，以避免造成身体紊乱，出现子宫病症。

食疗方

黑豆黄芪大枣牛肉汤

原料：牛肉200克，黄芪30克，黑豆30克，大枣50克，盐5克。

做法：1. 将黑豆、黄芪、大枣洗净，牛肉洗净、切块。

2. 把全部用料一齐放入锅内，加清水适量，大火煮沸后，小火煮1.5小时。

3. 加入盐调味即可。

养生功效：补血养血，改善人体新陈代谢，能缓解压力和紧绷的神经。黑豆有助于生发，从内调理；大枣还可以补气调经。

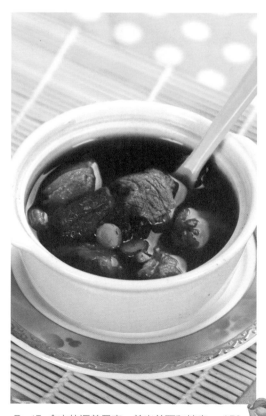

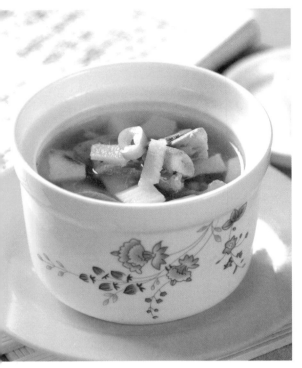

山药兔肉汤

原料： 鲜山药 150 克，兔肉 120 克，葱、姜各 10 克，五香粉、味精、盐各 3 克，料酒 15 克。

做法： 1. 将鲜山药去皮、洗净、切小块。

2. 姜、葱洗净，姜切片，葱切段；兔肉切小块。

3. 锅中油烧至六成热，放入兔肉块，用武火烧至兔肉变色。

4. 倒入山药块、姜、葱同炒，加清水、五香粉、料酒，以温火烧煮。

5. 待肉熟、山药变软后，加入盐、味精调味即可。

养生功效： 滋阴防燥，去热气，降火气。山药具有健脾、补肺、固肾、益精等多种功效，并且对肺虚咳嗽、脾虚泄泻、肾虚遗精、带下及小便频繁等症都有一定的治疗作用。

猪骨莲藕汤

原料： 猪骨 300 克，莲藕 100 克，葱 2 段，姜 3 片，盐、料酒各适量。

做法： 1. 将猪骨洗净，斩断，用沸水氽烫后捞出。

2. 莲藕洗净，切成薄片。

3. 锅中放入清水、猪骨、葱段、姜片和料酒。

4. 煮开后用小火炖一会儿，放入莲藕片。

5. 出锅前，用盐调味即可。

养生功效： 此汤具有补血益气、除湿之效，而且莲藕营养丰富，蛋白质含量颇高。

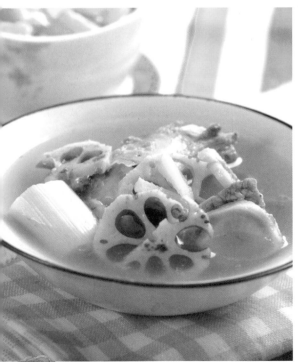

湿热体质

症状

湿热体质的女性形体偏胖或偏瘦，脸上容易生粉刺，皮肤容易瘙痒，常感到口苦、口臭或嘴里有异味。另外，此体质的女性大便黏滞不爽，小便有发热感，尿色发黄，还常有带下色黄的情况。

调养方法

湿热体质的女性要多吃具有清理胃肠湿热功效的低脂肪、高纤维、高矿物质的食物，如韭菜、菠菜、黄豆芽、绿豆芽等。可以做一些瑜伽运动，或者参加太极拳、普拉提斯运动，以舒展筋骨关节，保证肝胆正常疏泄，进而提高子宫的免疫力。另外，还要谨防久坐不动导致的肥胖，还要制定好规律的排便计划，以防便秘的发生。

食疗方

草莓梨子汤

原料：草莓 200 克，梨 2 个，甘草杏 50 克，蜂蜜 5 克。

做法：1. 梨去皮去核，洗净，切块。

2. 烧一锅水，将梨放入。

3. 加甘草杏一起煮到水沸。

4. 转小火，继续煮 10 分钟。

5. 草莓洗净，纵切，加入煮好的梨汤中，调入蜂蜜即可。

养生功效：草莓中所含的胡萝卜素是合成维生素 A 的重要物质，具有明目养肝作用，对胃肠道疾病和贫血均有一定的调理作用。除可以预防坏血病外，所含有的鞣酸，在体内可吸附和阻止致癌化学物质的吸收，具有防癌作用。

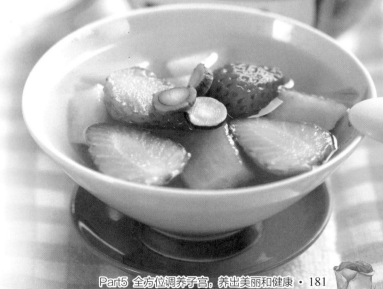

黄瓜木耳汤

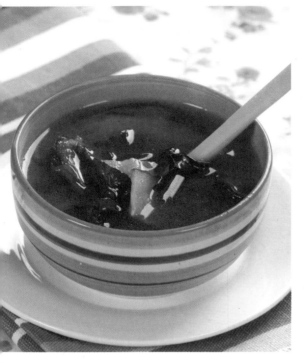

原料：黄瓜1根，干木耳40克，姜1块，葱花10克，盐、味精各适量。

做法：1.将黄瓜去皮后切成块。

2.姜去皮洗净，切成姜末。

3.干木耳用水洗净，温水泡发，剪掉头蒂备用。

4.锅中油烧至七成热，放入姜末、黄瓜、木耳翻炒，加入开水，大火烧开。

5.放入盐、味精调味。

6.待汤色变白后起锅，撒上葱花即可。

养生功效：黄瓜中含有丰富的维生素C，可起到延年益寿、抗衰老的作用，黄瓜中的纤维素对排毒和降低胆固醇有一定作用。

羊肝菊花汤

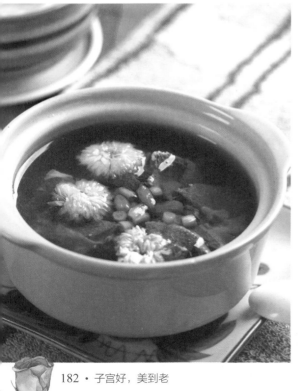

原料：羊肝400克，鲜菊花50克，枸杞子10克，熟地黄10克，蛋清适量，淀粉20克，香油10克，姜10克，葱10克，料酒15克，盐2克，胡椒粉1克。

做法 1.羊肝洗净，片去筋膜，切成薄片，用盐、料酒、蛋清、淀粉腌制10分钟。

2.菊花、枸杞子用清水洗净沥干；熟地黄用温水冲洗1次；姜洗净切片，葱切成葱花。

3.熟地黄用清水熬2次，每次收药液50毫升。

4.锅内油烧至六成热时，下姜片煸出香味。

5.注入清水约1000毫升，再放入地黄药汁、胡椒粉、盐、羊肝片，煮至汤沸，随即下枸杞子、菊花瓣，撒上葱花。

6.起锅装入汤盆，淋上香油即可。

养生功效：清热解毒，凉血活血，醒脑明目，生津止渴。

血瘀体质

症状

血液循环不畅导致的血瘀体质大多表现为肌肤干燥，肤色晦暗，色素沉着，容易出现瘀斑，口唇黯淡等，血瘀体质的女性经血中有较多凝结的黑色血块，经常会痛经、闭经。

调养方法

血瘀体质女性宜用行气、活血的食物来疏通气血，从而达到"以通为补"的目的。比如，可以多吃一些白萝卜、韭菜、姜、醋、桂皮、黄酒、柚子等具有行气活血功能的食品。同时，血瘀体质者一定要少吃盐和味精，避免血黏度增高，加重血瘀的程度。山茱萸、五味子、乌梅、莲子、芡实等具固涩收敛功效的中药也不适合此体质的女性进补，否则会加重月经痛经和多血块的情况。

低落的情绪会阻碍气血运行，导致血脉不通，因此女性在日常生活中要积极乐观，避免情绪低落，以保持子宫的气血通畅。在运动方面，女性要注意调动全身各个部位，以排出或消散身体内的离经之血，尽快改变子宫血液循环不畅的情况。

食疗方

山楂红糖水

原料：山楂 7 颗，红糖 20 克，姜 2 片。

做法：1. 山楂去核，洗净。

2. 姜片切成姜丝。

3. 红糖放入清水中煮开。

4. 再放入山楂和姜丝，同煮 30 分钟即可。

养生功效：山楂酸甜可口，开胃健食，而红糖历来都是补血气的圣品，两者搭配是活血化瘀、改善血瘀体质的最佳饮品。而且有开胃健食，补血养阴的功效。

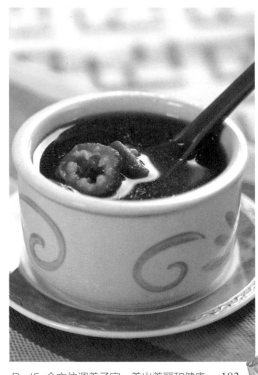

糯米甜醋猪脚汤

原料：糯米甜醋 30 克，猪脚 2 只，酱油 20 克，盐 5 克，白糖 15 克，葱 2 段，姜 2 块，蒜 3 瓣。

做法：1. 把猪脚洗干净，斩块，先用开水焯去血水。

2. 锅中放糯米甜醋、姜，以及其他调味料。

3. 将猪脚倒入，然后加入清水，刚没过猪脚。

4. 放在火上炖 3~4 个小时。

5. 出锅前放上盐即可。

养生功效：猪脚内含有的蛋白质配上香甜的糯米甜醋，煲出来的汤美味营养，对女性活血养颜有非常好的疗效。

黄绿豆鱼骨汤

原料：鱼骨 500 克，黄豆 50 克，绿豆 50 克，姜 5 片，蜜枣 2 个，陈皮 1 片，盐适量。

做法：1. 黄豆、绿豆、陈皮泡洗干净。

2. 黄豆、绿豆、蜜枣、陈皮、姜片放入汤锅，加 2500 毫升水，大火煲。

3. 热油锅中放姜片、适量的盐。

4. 放入洗净沥干的鱼骨，煎至微黄。

5. 当两面都煎至微黄，开大火，倒入大半碗水煮开。

6. 大火煮至鱼骨汤颜色变成奶白色。

7. 鱼骨连汤一起倒入已经煲开的黄豆绿豆汤里，继续大火煲。

8. 大火煲 10 分钟左右，改小火煲 2 小时，加盐调味即可。

养生功效：温补养胃，驱寒暖身，调节新陈代谢，缓解内分泌失调症状。

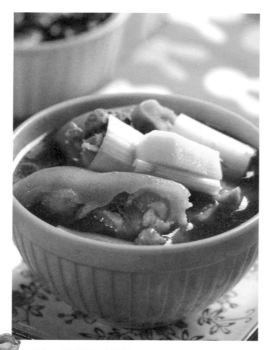

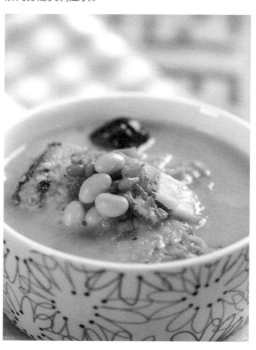

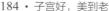

气郁体质

症状

气郁体质，顾名思义就是长期气机郁滞，性格内向、不稳定，忧郁脆弱，敏感多疑，还有性情暴躁、容易激动、胸闷不舒等症状。另外，此体质的女性月经周期不稳定，而且还时常出现经前综合征。

调养方法

气郁体质女性平时可多吃具有行气、解郁、消食、醒神作用的食物，如小麦、燕麦、牛奶、山楂等，还要忌食辛辣食物、咖啡、浓茶等刺激品，少食肥甘厚味的食物，以减少对子宫的刺激。

长期压力过大、思虑过度是造成气郁体质的重要原因，因此要学会缓解压力、放松精神。另外，还可以培养阅读、旅游等兴趣，常看看喜剧和有激励意义的电影、电视，听明朗、欢快的音乐，以调节子宫气血正常运行。

食疗方

大枣葱白汤

原料：大枣 60 克，大葱 25 克，蜂蜜 25 克。

做法：1. 大葱连根洗净，切下葱白。

2. 大枣洗净备用。

3. 大枣放入锅中，加入适量清水，放在火上烧开。

4. 转用温火焖煮半小时。

5. 加入连根葱白，再焖煮 5~10 分钟，去渣取汁，调入蜂蜜即可。

养生功效：大枣有养颜美容、调理精血不足的作用，这款汤是调理女性失眠多梦的最佳汤品。

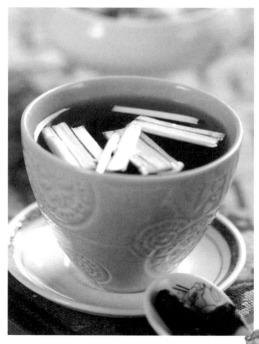

桂圆莲子汤

原料：桂圆肉 8 颗，大枣 10 颗，莲子 20 颗，银耳 3 朵，红糖 15 克。

做法：1. 银耳泡发、去除黄根；莲子泡发。

2. 将桂圆肉、大枣、莲子、银耳用清水洗净，一起放入锅中。

3. 倒入清水，大火煮开后调成小火，继续炖煮 20 分钟。

4. 煮好后，趁热加入红糖搅匀即可。

养生功效：桂圆有壮阳益气、补益心脾、养血安神、润肤美容等功效，可治疗贫血、心悸、失眠、健忘、神经衰弱；莲子有降火去热的功效。饮此汤可以帮助改善睡眠质量。

菠菜茉莉鸡汤

原料：鸡胸肉 300 克，茉莉花 20 克，鲜汤 1000 毫升，菠菜 50 克，水发木耳 50 克，鸡蛋 1 个，盐、味精、水淀粉、料酒、葱、姜各适量。

做法：1. 将鸡胸肉洗净，切成薄片。

2. 鸡肉片过凉水，捞出，放入盐、鸡蛋、料酒、水淀粉，搅匀上浆。

3. 将水发木耳、茉莉花、菠菜分别洗净。

4. 葱、姜切末。

5. 锅中加入鲜汤，将除味精、菠菜、茉莉花外的材料一起放入。

6. 待开锅后再放入菠菜、茉莉花和味精，开锅即成。

养生功效：菠菜除含有大量铁质外，更有人体所需的叶酸。叶酸可帮助人体合成抗抑郁物质，帮助治疗抑郁症。

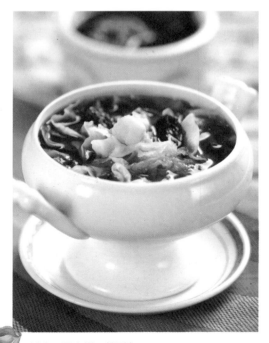

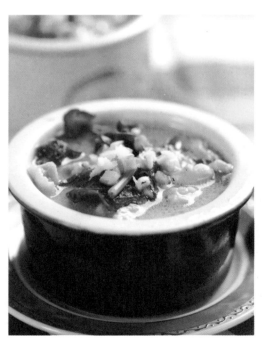

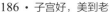

黄花合欢茶

原料：合欢花 10 克，黄花菜 10 克，红糖适量。

做法：1. 将黄花菜洗净，与合欢花同放入锅中，加入 300 毫升清水，煎煮 30 分钟。

2. 去渣取汁，调入适量红糖即可。

养生功效：合欢花能养心健脾、解郁理气，可用于胸闷不舒、神经衰弱等。黄花菜有较好的健脑、抗衰老功效。

生地枣仁粥

原料：大米 150 克，生地黄、酸枣仁各 30 克。

做法：1. 将生地黄洗净，酸枣仁捣碎，一起放入砂锅中，加入适量清水，煎取药汁；大米洗净。

2. 将大米放入锅中，加入适量清水，放入药汁，大火煮沸后，改用小火煮至大米黏稠软烂即可。

养生功效：滋阴养心、清热除烦，适用于烦躁易怒、五心烦热、失眠多梦者。

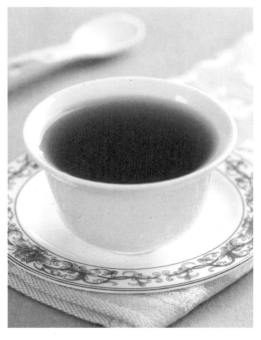

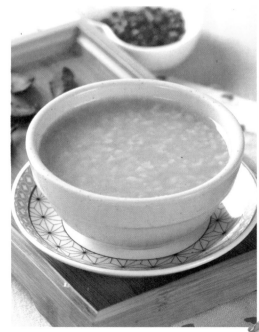

血虚体质

症状

血虚体质的女性经常会出现失眠、多梦、面色苍白或萎黄而且唇色淡白的情况，在月经周期还会出现月经异常的情况，如月经周期长、经血量少、痛经、经期头晕等症状。

调养方法

血虚主要就是身体内的血量少，因此血虚体质女性的饮食要点就是养血补血，可以多进食红枣、黑木耳、黑豆、桂圆、动物肝脏、阿胶、枸杞子、当归、熟地黄等食物和中药，以保持体内的血液循环顺畅。

运动也可以促进女性子宫和身体的血液循环，因此女性可以进行一些比较平缓的运动，如慢跑、散步等。此外，血虚体质女性要尽量避免费力劳神，保持愉悦的精神，这样可以减少身体血液的流失，确保子宫内有充足的血液补充。

食疗方

荠菜枸杞猪肝汤

原料：猪肝 250 克，荠菜 200 克，枸杞子 15 克，盐、姜片、淀粉、香油、料酒、鲜抽、胡椒粉、鸡精各适量。

做法：1. 猪肝去筋，切薄片，用清水浸泡，其中换 2 次水，捞出沥干，用盐、淀粉拌匀。

2. 锅里放一大碗水煮开。

3. 放姜片、猪肝煮开，撇去浮沫。

4. 放料酒，煮 5 分钟，放入洗净切碎的荠菜，煮开。

5. 放枸杞子、盐、鲜抽、胡椒粉、鸡精、少许香油调味即可。

养生功效：荠菜有和脾利水、止血明目的功效；猪肝鲜香醇厚，滋补性强。二者结合具有益肾养血、补肝明目之功效。

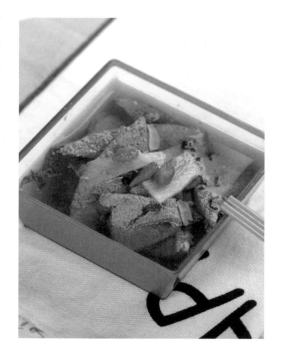

小麦百合安神茶

原料：小麦、干百合各 10 克，大枣 10 克，甘草 2 克。

做法：1. 将小麦炒熟，晾凉。

2. 将全部材料放入保温杯中，加入 250 毫升沸水，冲泡 15 分钟即可。

养生功效：百合具有清热止咳、宁心静气的功效；小麦具有养心除烦、除热止渴的功效；大枣可以养血安神；甘草有补脾益气，滋咳润肺的作用。四者同用，可起到养血安神的功效。

黄芪炖乌鸡

原料：乌鸡 1 只，黄芪 100 克，调料适量。

做法：1. 将乌鸡去杂，洗净，黄芪洗净，切段，放入鸡腹中。

2. 将鸡放入砂锅内，加水约 1000 毫升，煮沸后改文火，待鸡烂熟后，调味即可。

养生功效：乌鸡能滋阴补肾、养血调经；黄芪则能补气升阳、益卫固表。两者同食，能补气养血,滋阴调经。

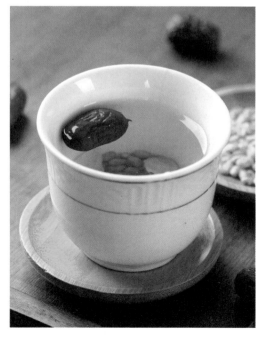

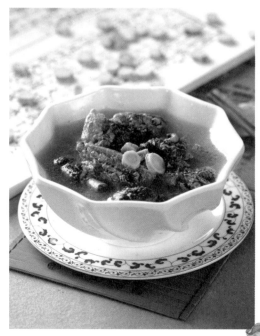

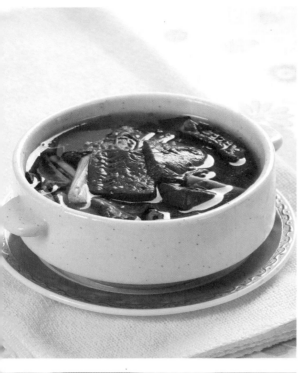

菠菜猪血汤

原料：猪血 500 克，菠菜 500 克，味精、盐各适量。

做法：1. 菠菜洗净，留菜梗去须根，切段。

2. 猪血切成小方块。

3. 把菠菜梗放入沸水锅内稍煮，再放入猪血。

4. 文火煲沸后，放入菠菜叶煲沸。

5. 出锅前用味精、盐调味即可。

养生功效：菠菜对缺铁性贫血有改善作用，能令人面色红润、光彩照人；菠菜还含有抗氧化剂，具有抗衰老、促进细胞增殖作用。猪血含铁量较高，且容易被人体吸收利用。二者同食，有润肠通便、清热润燥、补血止血的疗效。

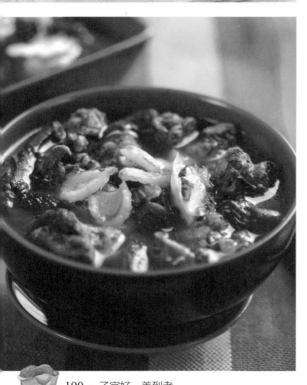

杏仁沙参乌鸡汤

原料：乌鸡 1 只，黄芪 20 克，当归 15 克，沙参 20 克，麦冬 10 克，生姜 5 片，甜杏仁 20 克，黄酒适量。

做法：1. 将黄芪、当归、沙参、麦冬四味中药洗净，沥干。

2. 乌鸡洗净开膛，将中药和姜片一起放入。

3. 甜杏仁洗净，去皮。

4. 将所有食材放锅中，加入适量黄酒。

5. 大火烧开后，温火慢煮 2 小时即可。

养生功效：乌鸡内含丰富的黑色素、B 族维生素和矿物质元素，其中烟酸、维生素 E、磷、铁、钾、钠的含量均高于普通鸡肉。辅以补肾养肾的中药，极具滋补功效。

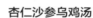